Yoga
para avanzados

Yoga
para avanzados

Editorial Época, S.A. de C.V.
Emperadores Núm. 185
Col. Portales
C.P. 03300, México, D.F.

Yoga para avanzados

© Derechos reservados 2005
© Editorial Época, S.A. de C.V.
   Emperadores No. 185, Col. Portales
   C.P. 03300-México, D.F.
   email: edesa2004@prodigy.net.mx
   www: editorialepoca.com.mx
   Tels: 56-04-90-46
         56-04-90-72

ISBN: 970-627-391-5

Impreso en México — *Printed in Mexico*

Introducción

Yoga para avanzados es un excelente manual y guía para aquellas personas que han encontrado en esta técnica no sólo una forma de ejercitarse, sino una forma entera de vida. En él encontrará los ejercicios necesarios que le permitirán continuar adquiriendo flexibilidad y bienestar corporal, además de los consejos más prácticos que le mostrarán y adentrarán en el verdadero camino de la salud a través de esta ciencia milenaria.

¿Qué es el Yoga?

La palabra Yoga se deriva del sánscrito, y significa "unión". Es un medio de trabajar hacia un nivel de actividad en que el cuerpo, la mente y el espíritu se vuelvan uno mismo. El Yoga también se refiere a la unión entre el individuo y lo superior (Dios, Buda, Alá, etc.); esta técnica no representa ninguna religión en particular.

Dicho de otra manera, el Yoga es un sistema que pretende ayudar a alcanzar todo el potencial a través de una conciencia elevada mediante técnicas milenarias y posturas que nos permiten meditar y capacitarnos física y mentalmente.

El Yoga es calificado como una ciencia. Es un sistema con muchas ramas, cada una con un enfoque, ética y conjunto de reglas propias. Fue sistematizado hace 3,000 años por el filósofo hindú Patañjali. Los antiguos yoguis desarrollaron el sistema yóguico porque creían que, mediante el trabajo del cuerpo y la respiración, podían alcanzar el dominio sobre la mente, las emociones y el bienestar en general. Sin embargo, el origen preciso del Yoga continúa siendo algo misterioso, ya que su filosofía fue transmitida oralmente y recibida por los sabios a través de la meditación. Cada una de las múltiples ramas que pertenecen a la ciencia del Yoga se concentra en un medio diferente para alcanzar la unión del alma individual con el alma universal, o con lo divino dentro de nosotros.

El Hatha Yoga

Este sistema de Yoga funciona mediante el dominio del cuerpo. Esto se logra mediante la incorporación de experiencias a niveles personales y físicos, junto a la conciencia de la respiración. Esta técnica beneficia el cuerpo muscular y esquelético, además del sistema nervioso, las glándulas y los órganos vitales. El objetivo es promover una salud brillante al conectar con las reservas potenciales de energía del cuerpo.

El término *Hatha* es una palabra compuesta: *Ha* significa "sol" y *tha* significa "luna", lo que implica la unión o equilibrio de la dualidad. El Hatha Yoga influye sobre los hemisferios del cerebro para que actúen de manera equilibrada, de modo que el lado lógico, matemático y el creativo e intuitivo son estimulados para trabajar en armonía.

Sin embargo, las posturas más complejas pueden requerir años de práctica, por lo que se necesitan niveles de progresión en el aprendizaje del Yoga. El estrés y las presiones de la vida moderna también pueden reducir la flexibilidad e inhibir la capacidad de aprovechar y confiar en la fuerza de nuestros recursos internos.

Beneficios para
el sistema endocrino

Para comprender mejor este apartado, será necesario analizar detalladamente cada parte del sistema endocrino.

El Yoga ejerce una influencia decisiva sobre este sistema, por ello es muy importante conocerlo. Hay en el hombre unas glándulas que segregan en cantidades inapreciables unas sustancias llamadas hormonas. Las hormonas son sustancias activas que rigen y estimulan muchos procesos del hombre. Pasan directamente a la sangre y no son expulsadas al exterior del cuerpo, como sucede con las secreciones externas.

Las hormonas tienen una importancia trascendental en la salud; mientras que un individuo puede soportar la pérdida de una extremidad sin sufrir trastornos en su metabolismo o rendimiento intelectual, la pérdida de un órgano tan pequeño como es una glándula de secreción interna, va acompañada de graves manifestaciones de carencia y, a menudo, también de alteraciones de toda la estructura de su personalidad.

Son ocho las glándulas de secreción interna del ser humano; pesan en conjunto unos 60 gramos. Ellas son:

• Hipófisis.

- Tiroides.
- Paratiroides.
- Suprarrenales.
- Páncreas.
- Glándulas sexuales.
- Placenta.
- Epífisis.

Hipófisis

Se encuentra situada en la base del cráneo, es del tamaño de una aceituna, segrega varias hormonas. Es la glándula de secreción interna más importante, porque es ella la que regula las demás glándulas endocrinas. Segrega al menos nueve tipos de hormonas, regula entre otros el crecimiento y la tensión arterial. Si la hipófisis sufre una lesión (tumor), suelen sobrevenir graves trastornos como son:

- Gigantismo.
- Obesidad.
- Enanismo.
- Diabetes.

Paratiroides

Son cuatro, del tamaño de una semilla, situadas junto a la tiroides. Rigen el metabolismo del calcio y el fósforo.

Tiroides

Está situada en el cuello, en lo que llamamos nuez. Regula, sobre todo, el crecimiento. El exceso de tiroxina, hormona secretada por la tiroides, provoca el adelgazamiento y su falta retrasa el desarrollo, causa enanismo e incluso debilidad mental.

Suprarrenales

Como su nombre indica, se encuentran situadas arriba de los riñones, y tienen una influencia decisiva en el sistema nervioso vegetativo. Segregan numerosas clases de hormonas e influyen sobre la tensión arterial, la frecuencia de los latidos, la glucemia, etc. La segregación excesiva de sus hormonas acelera en el niño la pubertad.

Son muy importantes, ya que segregan normalmente pequeñas cantidades de hidrocortisona. Ésta produce la energía suplementaria que se necesita para hacer frente a las situaciones de gran tensión; atenúa la inflamación celular; suprime el dolor; equilibra la sal y el agua en nuestras células; es un regularizador general. Si las suprarrenales funcionan bien nos sentimos perfectamente, porque nuestro metabolismo está en orden.

Páncreas

Formado por pequeños islotes, llamados de Langerhans. Segrega la insulina, cuya falta determina la diabetes aguda.

Glándulas sexuales

En los hombres segregan la hormona masculina testosterona, y en las mujeres las hormonas femeninas, estradiol y progesterona. Su aparición influye en los signos específicos exteriores del sexo, cambio de voz, nacimiento del bigote y normalizan las funciones del sistema genital.

Placenta

Tiene directa relación con el embarazo y regula el curso de la gestación.

Epífisis

Llamada también glándula pineal, situada en el cerebro, no se ha conseguido aún demostrar la presencia de sus hormonas, aunque se supone que las posee.

La visión sintética del sistema hormonal puede darnos una idea del complicado metabolismo humano, y cómo hay pequeñas causas capaces de producir grandes efectos. De aquí la importancia que tiene todo lo que ayude a un funcionamiento armónico de este sistema endocrino, que en definitiva repercutirá directamente en el bienestar.

Es asombroso observar que a un hombre se le puede amputar un brazo o una pierna sin que sufra considerablemente su psiquismo; pero la mínima perturbación de una de estas glándulas internas produce gran descontrol y trastornos que incapacitan para una vida normal de actividad, de energía y de acción.

Con el Hatha Yoga se restablece y se fortifica la armonía hormonal. Se consigue un equilibrio perfecto, fuente de alegría y de acción eficaz.

Nuestra salud a través del Yoga

La buena salud, de acuerdo con la filosofía del Yoga, recibe la influencia de numerosos factores. Entre ellos, el ejercicio regular mediante posturas físicas, la respiración adecuada, relajación y reposo suficiente; la meditación para cultivar la concentración mental y la serenidad; el pensamiento positivo, una dieta saludable y equilibrada. El Yoga es uno de los pocos sistemas que abarca todos estos elementos.

El Yoga, al ser un sistema de mantenimiento de la salud duradera y al mismo tiempo del cultivo de la felicidad, estimula el desarrollo personal, ya que nos enseña a aprovechar nuestras reservas internas de energía para generar salud y bienestar desde adentro.

La práctica regular del Yoga nos ayuda a contrarrestar la acumulación de la tensión excesiva y el declive físico general, debido al manejo negligente del cuerpo o como resultado de un envejecimiento prematuro. El Yoga, por lo tanto, realza la juventud del cuerpo y la claridad de la mente.

Además, el Yoga sirve para aliviar los síntomas del estrés que afectan al cuerpo y contribuye a prevenirlos. Los ejercicios de flexibilidad son muy útiles en la prevención y alivio de la tensión muscular en primera instancia. Además, el uso de respiracio-

nes controladas y profundas, al tiempo que se eje-
cutan las posturas, ayuda a contrarrestar la respiración entrecortada o las irregularidades respiratorias
asociadas al estrés. Esto lleva a un estado de calma
o estabilidad emocional.

El Yoga es conveniente y beneficioso para todas las edades. Dependiendo del individuo, puede
adaptarse para constituir una delicada manera de
ejercitarse o un programa muy riguroso. La práctica regular del Yoga puede combinarse con otras
actividades, como la gimnasia, los deportes, la dan-
za, el baile, etc.

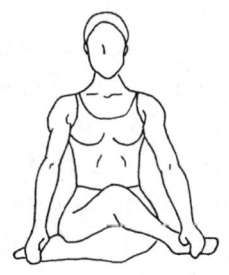

¿Qué necesitamos?

Si ya decidió adquirir este libro es porque ya tiene por lo menos una idea de lo que es el Yoga para avanzados, es decir, ya necesita material de apoyo que le permitirá hacer más completa la práctica.

Pues bien, el Yoga puede practicarse dentro o fuera de casa, pero deben tomarse en cuenta ciertos factores. Necesitamos un espacio luminoso, abierto, lo suficientemente amplio para permitir la extensión de sus extremidades de pie y de costado; si es necesario mueva todo lo que le estorbe. Este espacio debe estar lo más limpio y tranquilo posible, el suelo debe ser firme y liso.

Recuerde que la constancia estimula la disciplina y otorga las mayores recompensas, de modo que reserve un horario regular. Experimente antes de decidir qué momento del día prefiere. En general, una sesión puede durar entre 15 minutos y dos horas. Debe dejar suficiente tiempo para las posturas, la relajación, la práctica de la respiración y la meditación; nunca apresure su práctica.

Lo que va a necesitar es una superficie antideslizante, para sostener firmemente una postura. Utilice una esterilla de Yoga o una esterilla de camping (las puede adquirir en un centro comercial de prestigio), también puede utilizar una sábana doblada o una toalla, especialmente cuando practique al aire libre. Pero si lo que quiere es el material adecuado, entonces eche un vistazo a la siguiente lista:

- Una sábana.
- Una silla.
- Un cinturón o tira de tela de unos dos metros de longitud.
- Un cojín.
- Un bloque.
- Un espejo de cuerpo entero, útil para revisar su alineación.

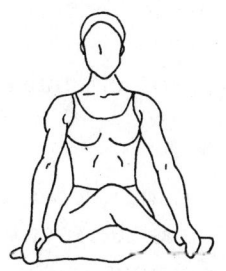

Nunca se olvide del agua

El agua desempeña importantes funciones en el cuerpo, que son:

- Sirve para mantener en solución todas las soluciones químicas.
- Garantiza la fluidez de la sangre proporcionándole el volumen exacto requerido para la buena circulación.
- Actúa como principal distribuidor y disparador del calor.
- Contribuye a la visión, la audición y el equilibrio por medio de los líquido acuosos del oído y del ojo.
- Es el medio por el cual se eliminan los detritus.

Una dieta adecuada (como la que se necesita y exige en las prácticas de Yoga) deberá llevar alrededor de nueve décimas partes de agua contando la que llevan las mismas sustancias o la que producen en el proceso metabólico.

La sensación de sed actúa, en circunstancias físicas normales, como un regulador automático de las tomas de agua. El mecanismo funcionará satisfactoriamente con tal de que el agua abunde.

Saber beber es importante. Cada mañana, al levantarse, debe beber un vaso de agua fresca. Evite el beber mucho en las comidas porque el agua diluye los fluidos digestivos.

El agua viva, así llamada por los vegetarianos, es la que se encuentra en gran cantidad en algunos alimentos, verduras y frutas.

Aunque es verdad que el vino en pequeñas dosis ayuda a la digestión, no es muy recomendable cuando se practica el Yoga. Usted no necesita alcohol para su vida y el renunciar a ello le dará una increíble libertad y dominio de sí mismo.

Evite el beber líquidos helados, sobre todo después de una sesión de Yoga. Recuerde que siempre debe beber por lo menos litro y medio de agua, para que de esta manera su organismo se encuentre muy bien hidratado y listo para cada sesión yóguica.

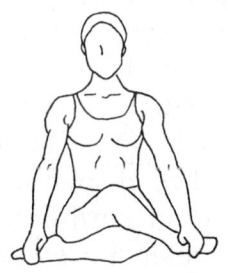

Duerma lo necesario

Lo importante del sueño no es la cantidad, sino la calidad. Saber dormir es saber descansar. El sueño sí es reparador, ya que restaura las energías, poniéndonos en disposición para enfrentarnos a las jornadas duras.

El dormir soñando, con pesadillas, deja de ser perfecto reposo, pues el cerebro trabaja inconscientemente y con frecuencia llega a engendrar fatiga. Y, aunque se diga que los sueños son una liberación de complejos, se deben evitar por completo las pesadillas. El doctor Osrokin, investigador soviético, trata de reducir a la mitad el tiempo del sueño a base de hacerlo más profundo con la disminución de los sueños. Las primeras horas de la noche son las mejores; por eso, evite el trasnochar y el cargar mucho el estómago en la cena.

La duración del sueño debe variar según la edad y constitución de cada uno. El doctor Kleitman, autoridad mundial sobre el sueño, opina que las personas dotadas de gran curiosidad intelectual y las muy inteligentes suelen necesitar menos horas de sueño que lo normal.

El sueño reparador, en circunstancias normales, no deberá durar ni menos de seis horas, ni más de nueve. Debe ser muy preciso, ya que el dormir más de lo necesario embota. Usted verá lo que necesita; la mayoría de las personas opinan que lo normal suele ser de siete a ocho horas, pero finalmente usted decide.

La postura al dormir es importante. Dormir boca arriba excita los nervios por el recalentamiento de la columna vertebral; dormir boca abajo le impide la respiración, porque presiona los pulmones. Dormir sobre el brazo izquierdo oprime el corazón y es causa de muchas pesadillas. Lo más sano es dormir sobre el lado derecho y, si no es usted nervioso, puede inclinarse hacia arriba.

Es preferible que la cama no sea demasiado blanda. Una cama algo dura y un poco inclinada, de forma que la cabeza quede un poco más elevada que los pies, será la ideal.

Es muy importante, que el ambiente de la habitación sea fresco; procure dormir siempre con la ventana abierta, pero evite las corrientes de aire. Recuerde que si está usted bien descansado, se entregará al cien por ciento a las rutinas yóguicas.

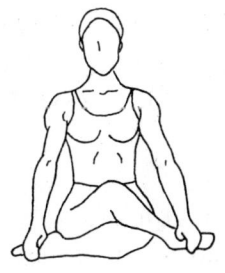

Recomendaciones para los practicantes avanzados de Yoga

Aunque no queremos imponer algunas reglas tajantes como algunos otros autores, sí le daremos algunas recomendaciones para que la práctica del Yoga tenga los resultados esperados:

- No preste atención a las personas que le desalientan.
- Evite el cigarro.
- Evite los licores y toda bebida alcohólica.
- Evite el azúcar, las golosinas y los bocadillos.
- Evite comer fuera de las comidas.
- Duerma lo necesario y procure tener un horario para levantarse.
- Procure que su baño sea con agua tibia o fría si no padece de enfermedades crónicas.
- Procure comer de todo, llevando su cuenta de calorías.
- Evite el café.
- Evite masticar chicles.
- Evite estimulantes y calmantes.
- Procure consumir las medicinas en pequeñas cantidades; verá cómo a veces los dolores de cabeza suelen ser tolerables y no necesariamente requieren de alguna pastilla.

- Trabaje con gusto e intensamente.
- Evite la ociosidad.
- Aléjese de la pereza y la charlatanería.

Todo esto nos brindará un estado físico y mental que nos permitirá adentrarnos en la mística del Yoga. Ya que el Yoga también comprende un estilo de vida, en donde no se toleran el odio, el rencor ni la pereza.

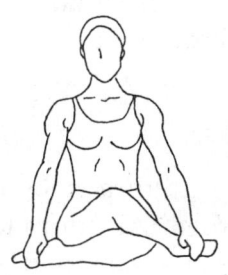

Las posturas

El punto de partida para cualquier movimiento es la postura, que consiste en la manera en que el cuerpo se sostiene en el espacio. Una postura saludable es aquella en que sólo está presente la cantidad exacta de tensión que los músculos requieren para mantener el cuerpo derecho.

Los beneficios de una postura equilibrada son numerosos:

- El cuerpo se utiliza con mayor conciencia.
- Se adquiere flexibilidad.
- Se adquiere energía.
- Las funciones internas se realizan de manera óptima.

Una postura equilibrada se fomenta a través de la práctica del Yoga. Al adoptar diversas posturas el cuerpo adquiere elasticidad, se tonifica y fortalece.

Ejercicios de postura básica

Postura de La Montaña

1. De pie con las piernas juntas, hasta los dedos gordos.
2. Mantenga las manos extendidas sin tocar el tronco, de esta manera las piernas quedarán bien extendidas.
3. Apriete las piernas y alargue la columna vertebral y el cuello manteniendo la barbilla paralela al suelo.
4. Presione el abdomen, especialmente la parte baja, hacia la columna vertebral, elevando el diafragma a la altura de las costillas.
5. Inspire en el área del pecho; a medida que exhale vaya contrayendo más el abdomen.
6. Baje los hombros manteniendo los brazos, manos y dedos extendidos.
7. Mantenga el pecho y los hombros abiertos.

Posición básica sentada

1. Siéntese apoyando los glúteos en los pies.
2. Coloque los brazos sobre las rodillas.
3. Repita los mismos ejercicios de respiración que en el ejercicio anterior.
4. Una variación: puede realizarla sentándose en un cojín, con las piernas cruzadas y la es-

POSICIÓN BÁSICA DE PIE

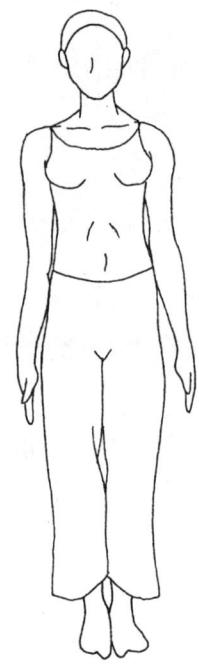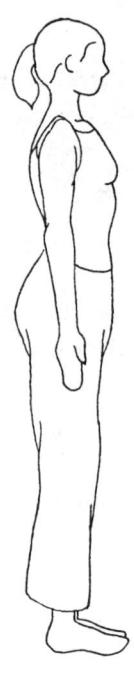

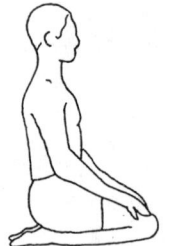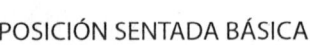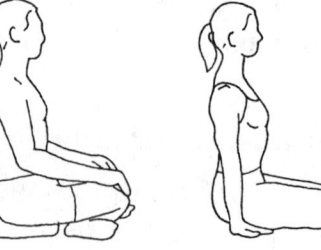

POSICIÓN SENTADA BÁSICA

DANDASANA
O EL BASTÓN

palda recta, recuerde elevar la barbilla y contraer el abdomen.

El Bastón

1. Siéntese con las piernas juntas, paralelas y extendidas hacia el frente.
2. Flexione los pies, con las puntas hacia arriba y los talones extendidos hacia delante.
3. Presione ligeramente el ombligo hacia la columna, de modo que la respiración tenga lugar en la zona del pecho y la parte superior del abdomen.
4. Mantenga la cabeza y el cuello alineados con la columna, con la vista hacia el frente.
5. Relaje los hombros, deje el pecho abierto, mientras que los brazos caen ligeramente a los lados del cuerpo, con las manos descansando en el suelo y los dedos hacia delante.
6. Mantenga esta posición mientras hace algunos ejercicios de respiración.

Respiración durante la práctica del Yoga

- La respiración siempre debe realizarse por la nariz, tanto la inhalación como la exhalación, con los ojos cerrados, a menos que en el ejercicio se especifique lo contrario.
- Cada respiración debe ser lenta, profunda y de igual duración.
- La exhalación debe ser ligeramente más larga que la inhalación. Esta respiración debe coordinarse con los movimientos para hacer y deshacer las posturas, así como entre éstas.

- Mientras se mantiene una postura, la respiración se usa para marcar el tiempo que se pasa en esa postura.

- Al realizar una secuencia de Yoga, como las salutaciones al sol, está permitido apresurar la respiración si se quiere aumentar el ritmo, siempre y cuando la respiración mantenga su coordinación con el movimiento de una postura a la siguiente. Recuerde que para observar una correcta respiración, se requiere una postura saludable.

Ejercitando el diafragma con respiración

Para ejercitar el diafragma, lo primero que tiene que hacer es llevar aire a la zona superior del abdomen y caja torácica, sintiendo la expansión adelante y atrás. Este ensanchamiento de la cavidad pulmonar permite inhalar mayor cantidad de aire.

Al exhalar relaje la caja torácica para permitir que el aliento fluya libremente hacia fuera. Hacia el final de la exhalación, active los músculos abdominales. La contracción de estos músculos hace que el diafragma se tense hacia arriba, comprimiendo los pulmones, con lo que se expelen mayores cantidades de aire.

Respiración parcial

Esta técnica nos ayuda a aumentar la capacidad pulmonar, estimulando una inspiración más llena en los pulmones. Esta respiración se debe utilizar como introducción a la respiración yóguica completa.

Ejercicio para la respiración parcial

1. Acuéstese lo más cómodo que pueda, con la espalda bien puesta en el suelo, descanse por completo la cabeza.
2. Coloque sus dedos a cada lado del ombligo, con los codos reposando en el suelo, a ambos lados del cuerpo.
3. Inspire tres veces en esta zona, note cómo sube y baja el abdomen.
4. Ahora coloque sus manos a cada lado de la caja toráxica, realice nuevamente tres respiraciones.
5. Ponga los dedos bajo las clavículas, al inhalar sienta cómo la parte superior del pecho se eleva ligeramente, mantenga los hombros relajados.

Ejercicio para la respiracion yóguica completa

1. Recuéstese con las piernas extendidas, no muy separadas.
2. Separe un poco los brazos del cuerpo, con las palmas hacia arriba.
3. En una sola inhalación lleve aire a la parte inferior del abdomen, luego a la caja toráxica y finalmente a la parte superior del pecho.
4. Al exhalar relájese a medida que el aire fluya lentamente hacia fuera.

Posturas de relajación

La práctica de la relajación puede percibirse como una manera de aprovechar el potencial inherente de músculos y nervios, dado que la máxima potencia en el movimiento eficiente tiene lugar cuando la capacidad de relajarse también está presente. Unida a la práctica de la meditación y un programa de estiramiento y fortalecimiento como la práctica del Hatha Yoga, puede liberar el potencial humano.

La mayoría de la gente ha sufrido de tensión muscular acumulada como respuesta al estrés, y los músculos han sido incapaces de volver a un estado equilibrado de reposo. Como consecuencia, se requiere de un esfuerzo excesivo para llevar a cabo cualquier acción.

El Yoga toma esto en cuenta, e incluye las posturas de relajación como una parte integral de su práctica. La relajación resultante pretende cultivar un estado de quietud que se filtre en la vida cotidiana. Durante la práctica del Yoga, las posturas de reposo o relajación permiten que el cuerpo absorba e integre la energía liberada a través de las diversas disposiciones. Se deja correr el tiempo para que la sangre circule por todo el cuerpo después de mantener determinadas posturas de Yoga que concentran la sangre en puntos específicos del cuerpo.

Savasana o El Cadáver

1. Acuéstese boca arriba con las piernas extendidas y ligeramente separadas, deje que los pies se inclinen de manera natural.
2. Relaje las piernas por completo, coloque sus brazos abiertos y separados a un ángulo de 45 grados del torso, con las palmas de las manos hacia arriba.
3. Oriente la barbilla hacia el pecho, alargando la parte superior de la columna vertebral.
4. Esta postura se puede practicar al final de una sesión de Yoga. Si lo hace de esta manera, procure mantenerla unos cinco minutos, respirando tranquilamente.
5. Gire hacia un lado y colóquese en posición fetal.
6. Incorpórese hasta sentarse o ponerse de pie, moviéndose con suavidad, sin llegar a lo brusco.

Supta Vajrasana o El Niño

1. Colóquese de rodillas, flexione hacia delante el torso, relajando toda la columna vertebral.
2. Coloque la frente sobre el suelo, deje las manos a lo largo del cuerpo, con los dedos extendidos al lado de los pies.
3. Relaje los hombros sobre las rodillas.
4. Puede variar este ejercicio, colocando un puño sobre el otro y descanse la frente en ambos.

SUPTA VAJRASANA
O LA POSTURA DEL NIÑO

SAVASANA
O LA POSTURA DEL CADÁVER

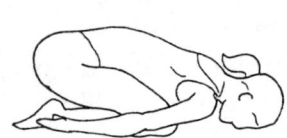
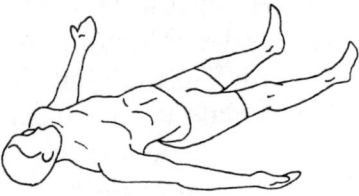

VERSIÓN ESTÁTICA   APANASANA   VERSIÓN DINÁMICA

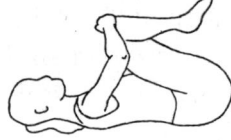
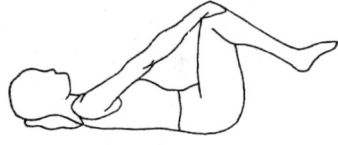

OPCIONES A LAS POSTURAS DE REPOSO

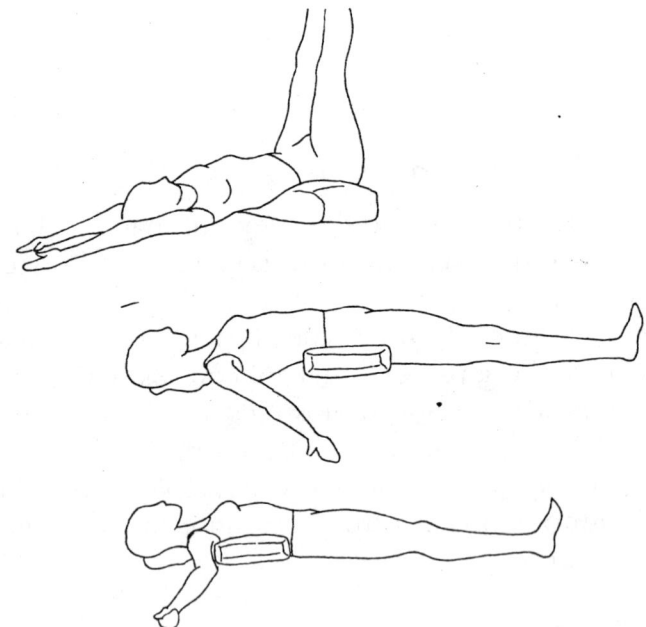

Esta variación se recomienda cuando las personas sufren de hipertensión o de alguna dolencia cardiaca.

Si usted está embarazada también puede practicar este ejercicio, sólo abra las piernas en esta posición, con el fin de acomodar el abdomen; ideal para los primeros meses.

Versión estática

1. Acuéstese boca arriba con el cuerpo derecho y la barbilla ligeramente metida.
2. Mantenga la zona inferior de la columna hasta el coxis en contacto con el suelo.
3. Doble ambas piernas y abrace las rodillas sobre el abdomen, extendiendo los codos hacia los lados.
4. Mantenga unos segundos esta postura.

Versión dinámica

1. En la misma posición, sostenga las rodillas sobre el abdomen.
2. Al inhalar eleve las rodillas y muévalas, con las manos sobre las rótulas tan lejos del cuerpo como le permitan las manos.
3. Al exhalar, deje que las rodillas vuelvan lentamente al abdomen.
4. Repita el ejercicio de tres a ocho veces.

Postura de reposo con sábana

1. Doble la sábana contra la pared y siéntese sobre ella.

2. Incline el cuerpo hacia atrás, con las manos ayude a su cuerpo a girar las caderas para que reposen sobre la pared.
3. Acuéstese boca arriba, con las piernas estiradas en la pared, estire los brazos sobre el suelo, por detrás de la cabeza. Esta postura es ideal para desvanecer las várices.
4. Para aumentar la expansión del pecho, acuéstese sobre la sábana (la cual quedará a la altura de la caja toráxico) o un cojín con los brazos extendidos en cruz.
5. Otra variación será colocar la sábana o el cojín debajo de la cadera.

Este ejercicio es ideal para la preparación de las posturas que incluyen flexiones hacia atrás.

Sukhasana

1. Colóquese sentado, lo puede hacer directamente en el suelo o bien en un cojín.
2. Cruce las piernas, mantenga la espalda recta, si sufre de las rodillas puede hacerlo con las piernas extendidas frente a usted.
3. Mantenga esta postura unos segundos, realizando ejercicios de respiración.

Siddhasana

1. En la misma posición que el ejercicio anterior, sostenga un tobillo o un pie, colóquelo sobre la otra pierna con el extremo exterior del pie levantado presionando la pantorrilla, muslo o la ingle opuestos.

2. Mantenga esta posición unos segundos, mientras practica ejercicios de respiración.

Si practica esta posición con regularidad, asegúrese de alternar las piernas, para desarrollar uniformemente la flexibilidad.

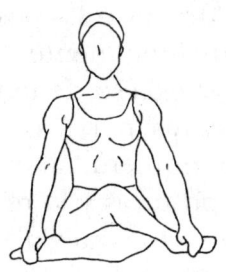

La meditación

Una de las premisas básicas del Yoga sostiene que un estado saludable de conciencia se logra mediante la capacidad de centrar y mantener la atención en el momento presente con claridad y tranquilidad. La meditación es un método para alcanzar este fin, a través de la aplicación de técnicas específicas.

Para obtener los máximos beneficios del Yoga, es tan importante practicar las posturas físicas como la meditación tradicionalmente. La respiración y la relajación alivian el exceso de tensión del cuerpo y tranquilizan el sistema nervioso, lo que resulta en la reducción de la inquietud al momento de sentarse a meditar. Las posturas y la respiración también centran la mente y constituyen un entrenamiento para permanecer centrados en el momento presente, la meta definida de la meditación.

Un estado meditativo se puede alcanzar de diversas maneras, como pueden ser:

- Concentrarse en un objeto.
- Concentrarse en una imagen.
- Concentrarse en una palabra o frase.

Se debe ser consciente de que, al principio, la meditación no consistirá en cuánto tiempo logra mantener el estado de claridad y concentración mental. Más bien, será sobre el desarrollo de su capacidad para devolver la atención al punto seleccionado de concentración, una y otra vez.

Existen algunas posturas y métodos dentro del Yoga que nos permiten lograr este objetivo:

Ejercicio de concentración a través de la respiración

1. Siéntese en el suelo, o en un cojín, con las piernas cruzadas.
2. Concentre su atención mediante la simple observación del flujo natural de la respiración, sin cambiarla.
3. Si lo prefiere, centre su atención en cada exhalación, permitiendo que las tensiones se relajen con cada espiración.
4. Haga énfasis en la pausa entre el final de la exhalación y el inicio de la inhalación.
5. Si mantiene los ojos abiertos, póselos en el suelo a unos metros de su cuerpo, de modo que miren ligeramente hacia abajo, concentrados en un punto.
6. Mantenga esta postura unos minutos.

Ejercicio de concentración mediante un objeto

1. Siéntese en el suelo, con las piernas cruzadas.
2. Coloque una vela encendida, jarrón, frasco, vaso o el objeto que prefiera a unos metros de usted a la altura de su mirada.

3. Concentre su atención en el objeto; cada vez que su mente divague, vuelva tranquilamente al objeto.

4. Puede cerrar los ojos y concentrarse en la imagen del objeto que permanece en su mente hasta que se desvanezca.

Esta técnica permite la práctica de la meditación en pareja o en familia, ya que se pueden sentar en círculo y concentrarse en el mismo objeto.

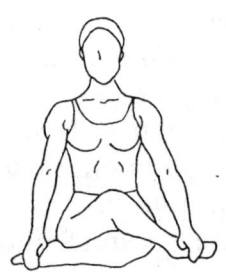

Las asanas
o posturas yóguicas

La manera en las que asuma las posturas será muy importante, le recomendamos ser delicado y cuidadoso consigo mismo, y con el enfoque que da a su práctica.

Es importante disfrutar las sesiones de Yoga; ello a su vez producirá un aumento en los niveles de flexibilidad, fuerza y rango de movimiento, y obtendrá un mayor sentido de la conciencia sobre su cuerpo y su mente.

Las posturas o asanas se dividen en los siguientes grupos:

- Sentadas.
- De pie.
- Equilibrio.
- Invertidas.
- De reposo.

Posturas sentadas

Supta Vajrasana o El Diamante

1. Siéntese en el suelo con los glúteos reposados en los pies.
2. Estírese de la cintura hacia arriba, al tiempo que extiende los brazos por encima de la cabeza.
3. Al exhalar, flexione el cuerpo hacia delante desde las caderas, manteniendo los brazos a ambos lados de las orejas hasta que las palmas toquen el suelo.
4. En su versión dinámica, inhale al tiempo que revierte el camino tomado para llegar a la posición inicial, permitiendo que la columna se curve.
5. Repita entre tres y seis veces el mismo ejercicio.
6. Puede hacer una variante, que se llama versión estática, en la cual se debe permanecer en esta posición mientras se realizan de tres a seis respiraciones.

Evite este ejercicio si sufre de várices, o si siente molestias en las rodillas.

Variación La Rana

1. En la misma posición de inicio que el ejercicio anterior, abra las rodillas lo más que pueda.
2. Procure que los dedos gordos de los pies se encuentren atrás.
3. Sostenga la posición mientras realiza ejercicios de respiración.

Este ejercicio es ideal para aumentar la flexibilidad de las caderas y la parte interna de los muslos. Además de ser recomendada para las mujeres en sus primeros meses de embarazo.

Gomukhasana o Cara de Vaca

1. Arrodíllese con los pies detrás y las manos en el suelo, justo debajo de los hombros.
2. Cruce la pierna derecha por delante de la izquierda.
3. Permita que sus muslos se entronquen, siéntese sobre los talones con la espalda recta.
4. Coloque los pies lo más cerca posible de las caderas.
5. Adopte la posición de los brazos, levante el brazo izquierdo, con el codo apuntando hacia arriba y con la palma de la mano orientada sobre la espalda, por debajo de la base de la nuca.
6. Utilice la mano derecha para llevar el codo izquierdo por detrás de la cabeza lo más lejos posible.
7. Mantenga la cabeza recta.

LA POSTURA DEL DIAMANTE

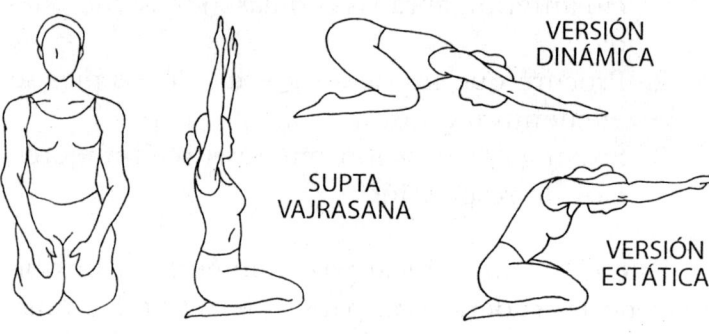

VERSIÓN DINÁMICA

SUPTA VAJRASANA

VERSIÓN ESTÁTICA

POSTURA DE CARA DE VACA   GOMUKHASANA

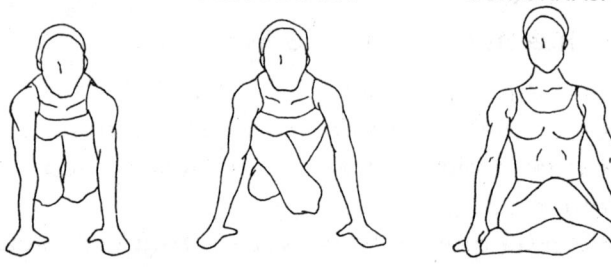

POSICIÓN DE LOS BRAZOS   CONTRAPOSTURA

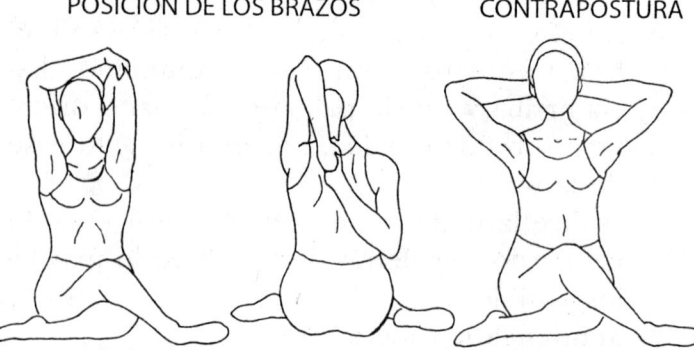

Posición de los brazos

1. Con la postura del ejercicio anterior, realice un par de respiraciones antes de continuar.
2. Doble el codo derecho y gire el antebrazo por detrás de la espalda, de modo que el dorso de la mano repose sobre la columna, con la palma hacia fuera.
3. Enganche las manos centrándolas entre los omoplatos.
4. Permanezca con el torso simétrico, en esta postura sostenga tres u ocho respiraciones.
5. Repita con el otro lado, puede hacerlo un par de veces más.

Si aún no tiene la suficiente flexibilidad para realizar este ejercicio, puede colocar un cojín debajo, y realizar el ejercicio simplemente con las piernas cruzadas, pero con la firme meta de llegar a la posición correcta con el paso de los días. Si no puede unir las manos, sostenga una tira de tela entre ellas a fin de que se inicie la flexibilidad para que después las manos se junten.

Variación Contrapostura

1. Este ejercicio inicia con la misma postura que el anterior.
2. Levante las manos y doble para enganchar los dedos a la altura de la nuca con los codos hacia fuera.
3. Realice un estiramiento uniforme a lo largo del pecho.

Ejercicio de preparación

1. Acostado boca arriba, doble las piernas y junte los pies, ayudado con las manos.
2. Sostenga los tobillos o el empeine.
3. Permanezca en esta posición mientras realiza seis respiraciones.
4. Estire las piernas hacia los lados, al mismo tiempo que presiona la parte interna de los muslos o los pies hacia abajo con suavidad.
5. Sostenga las piernas con las manos, no importa de dónde pueda tomar sus piernas (muslo, pantorrilla o ingle).
6. Realice seis respiraciones manteniendo esta posición.

Baddha Konasana o La Mariposa

1. Siéntese derecho con las plantas de los pies juntas.
2. Doble las rodillas y extienda hacia los lados, de ser posible pegadas al suelo.
3. Coloque los pies lo más cerca del cuerpo, sosteniéndolos para ayudar a alcanzar esta posición.

Variación

1. Para mantener una columna vertebral extendida, coloque un cojín debajo.
2. Puede apoyarse en una pared, los brazos pueden ayudar a mantener la columna recta.

EJERCICIOS DE PREPARACIÓN

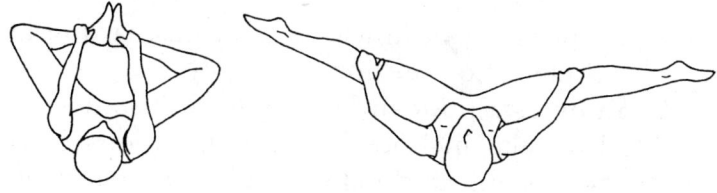

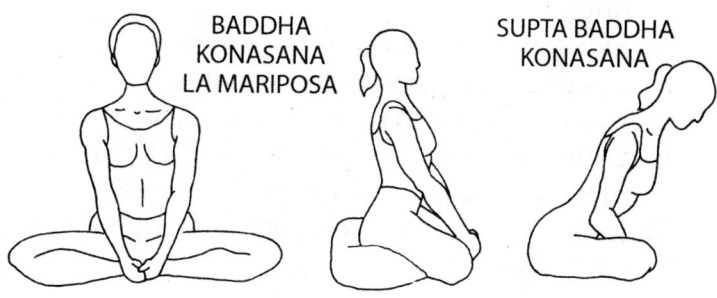

BADDHA KONASANA LA MARIPOSA

SUPTA BADDHA KONASANA

OPCIONES

UPAVISTA KONASANA

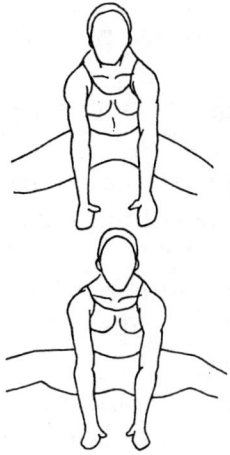

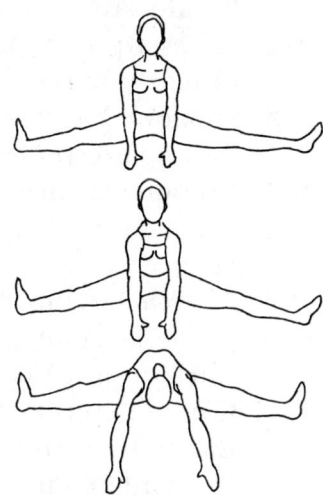

Supta Baddha Konasana

1. La posición de inicio será la misma que la del ejercicio anterior.
2. Ya en esta posición, comience a inspirar.
3. Al exhalar inclínese hacia delante desde las caderas, iniciando el movimiento a partir de la región lumbar, al tiempo que mantiene la columna estirada en línea con la cabeza y la nuca.
4. Expanda la región del pecho.
5. Sostenga los pies o los tobillos, usándolos como palancas para doblarse hacia delante.
6. Extienda los codos hacia los lados y continúe presionando las rodillas hacia el suelo.
7. Expanda la zona del pecho, manteniendo esta postura.

Upavista Konasana

1. Este ejercicio continúa después del Supta Baddha Konasana.
2. En esta posición, estire y separe las piernas lo más que pueda.
3. Flexione los pies para estimular la extensión en la parte posterior de los muslos.
4. Coloque las manos en el suelo, enfrente con las palmas hacia abajo. Estire la columna hacia arriba.
5. Al exhalar inclínese hacia delante partiendo de la cadera, manteniendo la cabeza y la nuca en línea con la columna.
6. Camine con las manos, tan lejos como pueda, manteniendo en todo momento la rectitud en la columna.

7. Distribuya el peso a ambos lados del cuerpo.
8. Para volver a la posición inicial, comience por una inhalación y vuelva a caminar con las manos, pero ahora a la inversa.
9. Puede repetir este ejercicio cuantas veces su cuerpo se lo permita.

Ejercicio preparatorio dos

1. Acostado, boca arriba, estire ambas piernas con los pies apuntando hacia arriba.
2. Levante la pierna derecha y tome el tobillo con ambas manos.
3. Mantenga esta postura mientras realiza de tres a seis respiraciones.
4. Mantenga la zona lumbar presionada contra el suelo y ambas piernas estiradas todo el tiempo.
5. Repita con la otra pierna.
6. Después de alrededor de cinco repeticiones con cada pierna, levante ambas piernas al mismo tiempo.
7. Flexione los pies y sostenga la postura, con los brazos en cruz, o si su torso se levanta, coloque las manos en el suelo como apoyo.
8. Mantenga esta postura mientras realiza de tres a seis respiraciones.
9. Baje lentamente las piernas, hasta llegar a la posición de inicio, repita cuantas veces se lo permita el cuerpo.

Si no logra tomar el tobillo con las manos, doblándosele inevitablemente las rodillas, tome un

trozo de tela, y colóquela alrededor del pie a trabajar, tome los extremos con las manos. Ahora, estire las piernas evitando doblar las rodillas, realice
el ejercicio y con el paso de los días elimine el trozo de tela.

Janu Sirsasana o Posición de Cabeza a Rodilla

1. Siéntese en el suelo, con las piernas estiradas.
2. Doble la pierna derecha, abriéndola hacia
   un lado presionando la rodilla sobre el suelo.
3. Presione el talón derecho contra la parte interna del muslo izquierdo, lo más cerca de
   la ingle, si es posible en ella.
4. Al inspirar levante ambas manos, con los dedos apuntando hacia arriba.
5. Al exhalar, inclínese hacia delante desde las
   caderas, manteniendo la columna estirada.
6. Sostenga el tobillo izquierdo o el pie con ambas manos, manteniendo la cabeza y la barbilla en línea con el resto de la columna.
7. Comience con la inhalación volviendo a la
   posición de origen.
8. Realice tres repeticiones y pase a la versión
   estática.

EJERCICIOS PREPARATORIOS

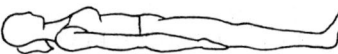

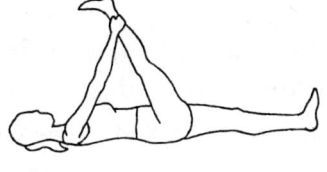

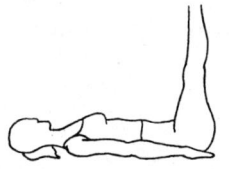

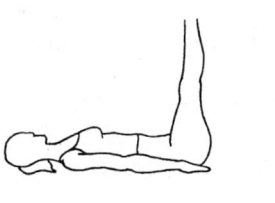

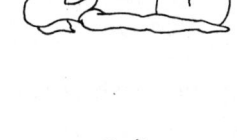

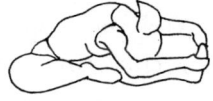

JANU SIRSASANA O POSICIÓN DE CABEZA A RODILLA

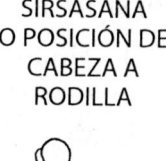

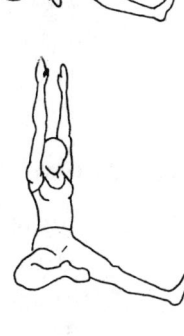

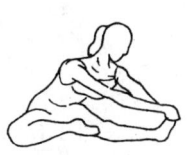

VERSIÓN ESTÁTICA

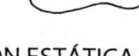

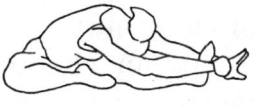

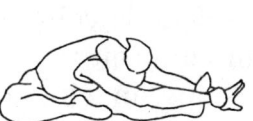

PASCIMOTTANASANA O ESTIRAMIENTO

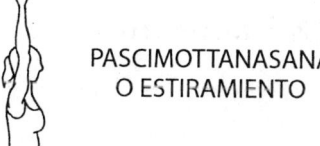

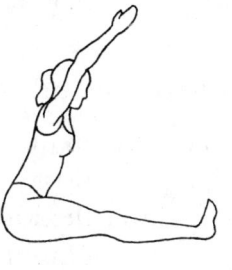

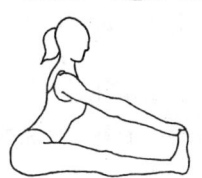

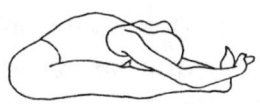

Versión estática

1. Una vez que ya tenga la postura hacia delante, sostenga el pie izquierdo o el tobillo usando ambas manos como palanca.
2. Puede pasar la mano izquierda alrededor del pie para sostener la muñeca derecha.
3. Mantenga la columna, la cabeza y la nuca estiradas.
4. Repita la flexión hacia delante, pero con la otra pierna.

Variación

1. Siéntese sobre un cojín para ayudarse con el estiramiento de la columna.
2. Ponga un cinturón alrededor del pie, coloque las manos tan lejos de la pierna como le sea posible.
3. Baje la frente hacia la rodilla, utilizando los brazos para ayudarse.
4. Inhale y regrese a la postura inicial.

Pascimottanasana o Estiramiento

1. Siéntese en el suelo, con las piernas y los brazos estirados.
2. Inicie la flexión hacia delante, primero realice un pequeño ángulo.
3. Después tome la punta de los pies con las manos.
4. Doble completamente, hasta que la cara toque las rodillas, para apoyarse pase las manos por los pies.

5. Mantenga esta posición unos segundos, y vuelva lentamente a la posición original.

En cada postura, realice cuatro a doce respiraciones.

Ovillo del Cuerpo

1. Acuéstese boca arriba, con las piernas juntas, los pies apuntando hacia delante y los brazos estirados a los lados.
2. Inhale y estire las piernas y los brazos lejos de su centro, manteniéndolos en el suelo.
3. Exhale y realice un ovillo con su cuerpo (enrósquese) llevando las rodillas hacia la frente y abrazando las piernas con los brazos.
4. Repita dos o tres veces como calentamiento de la columna.

Con este ejercicio fortalecerá los músculos abdominales.

Pelota Rodante

1. Acuéstese boca arriba.
2. Abrace las rodillas y meta la barbilla contra el pecho, manteniendo esta posición durante todo el ejercicio.
3. Comience a mecerse hacia atrás y hacia delante con suavidad, pasando las piernas por encima de la cabeza, y metiéndolas hacia delante para continuar el movimiento.
4. Repita varias veces.

EJERCICIOS PREPARATORIOS

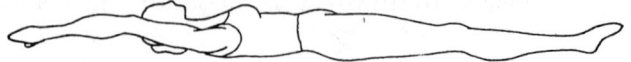

OVILLO DEL CUERPO

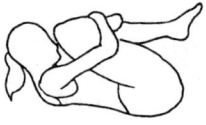

PELOTA RODANTE

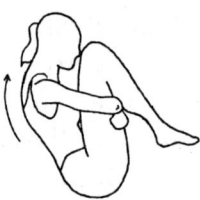

PARIPURNA NAVASANA

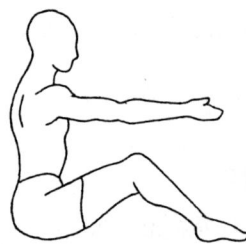

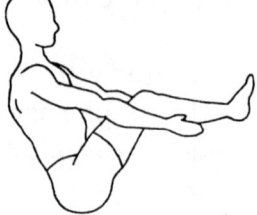
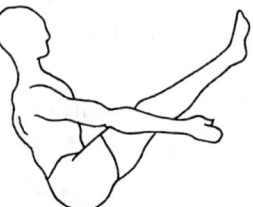

Este ejercicio constituye un maravilloso masaje para la columna vertebral, aunque no es recomendable realizarlo si no puede curvar la columna, o si siente alguna molestia al intentar ejecutarlo.

Paripurna Navasana

1. Siéntese derecho con las rodillas dobladas y los pies sobre el suelo.
2. Extienda los brazos, paralelos al suelo, con las manos y los dedos estirados hacia delante.
3. Inclínese hacia atrás desde la cadera, manteniendo la columna recta, a medida que se estira hacia arriba a través de la cabeza, manteniendo ésta y la nuca en línea con la columna.
4. Levante la parte inferior de la pierna de modo que quede paralela al suelo, con los pies y los dedos en punta.
5. Asegurese de que el peso esté balanceado. Mantenga esta posición mientras realiza de tres a seis respiraciones.
6. Estire la pierna hasta formar una "V" con el cuerpo. Para ayudarse a mantener el equilibrio, estire los brazos al tiempo que extiende la columna y las piernas en diagonal.
7. Mantenga esta postura unos segundos. Vuelva a la inicial lentamente.

Bidalasana o El Gato

1. Colóquese sobre pies y manos, con las rodillas a la altura de las caderas y las manos bajo los hombros.

2. Estire la columna, mantenga la cabeza y el cuello perfectamente alineados, de modo que la mirada esté orientada al suelo.
3. Al inhalar, hunda la espalda de modo que quiera tocar el suelo, mientras el pecho se expande.
4. Mantenga los omoplatos presionados contra la espalda.
5. Al inhalar, encorve la espalda, iniciando el movimiento desde el ombligo.
6. Repita alternando ambos movimientos de cuatro a ocho veces.

Variación con las piernas

1. Realice exactamente el ejercicio anterior.
2. Con la variación de que al inhalar, extienda la pierna derecha justo detrás de usted, o más alto si le es posible, con el pie en punta o flexionado.
3. Al inhalar, lleve las rodillas hacia la frente.
4. Realice dos o tres veces más con la pierna derecha. Repita posteriormente con la pierna izquierda.

Segunda variación

1. Sobre los pies y manos, al igual que para la versión dinámica, mueva las manos hacia delante hasta que pueda apoyar la frente sobre el suelo, para la postura final.
2. Mantenga las caderas en alto, de modo que los muslos estén en ángulo recto con respecto al suelo.

BIDALASANA O ESTIRAMIENTO DEL GATO
VERSIÓN DINÁMICA

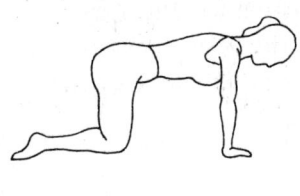
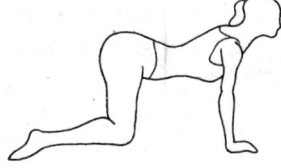

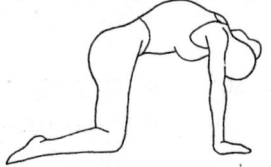

VERSIÓN DINÁMICA CON LAS PIERNAS

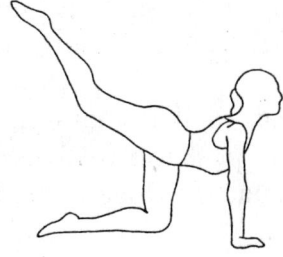
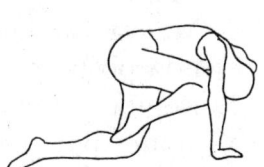

VERSIÓN ESTÁTICA DE LA POSTURA DEL GATO

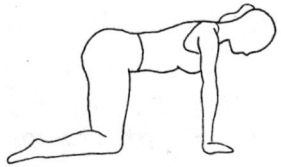
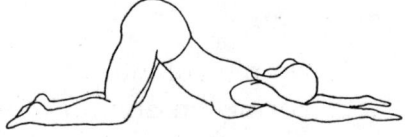

3. Relaje la columna, para que la zona lumbar cuelgue desde las caderas.
4. Mantenga la postura de tres a ocho respiraciones. Luego siéntese sobre los talones y relájese con el torso reposado sobre los muslos, vuelva a realizar el ejercicio las veces que su cuerpo se lo permita.

Adho Mukha Svanasana o Postura Hacia Abajo

1. Colóquese de rodillas y manos.
2. Al inhalar mueva las caderas hacia arriba, presionando las manos y los talones contra el suelo, manteniendo en un principio las rodillas ligeramente dobladas.
3. Cuide que su peso esté distribuido entre pies y manos. Sostenga la postura y estire las piernas, con los talones presionando contra el suelo.
4. Mueva las caderas hacia arriba, mantenga esta postura y vuelva a la posición inicial.
5. Repita sosteniendo de cuatro a doce respiraciones por repetición.

Este ejercicio no es recomendable para las personas que sufren hipertensión.

Variación

1. De pie coloque las manos en una pared.
2. Forme un ángulo recto con la espalda y las piernas, de modo que la cabeza permanezca por encima del corazón.

3. Mantenga esta postura, realice de tres a ocho respiraciones y vuelva a la posición inicial.

Chandrasana o Media Luna

1. Colóquese sobre manos y pies, con los dedos de los pies hacia fuera.
2. Coloque la pierna derecha hacia fuera, poniendo el pie entre ambas manos, con los dedos apuntando hacia delante y el talón en línea con la rodilla doblada.
3. Coloque las palmas de las manos contra el suelo. Arremeta contra la cadera izquierda.
4. Lleve hacia abajo los omoplatos al mismo tiempo que se estira hacia delante con la cabeza y la columna. Mantenga la postura.
5. Cuando logre un equilibrio estable, enderece el torso estirando la columna hacia arriba.
6. Coloque las manos en el muslo derecho o frente al esternón como si estuviera orando.
7. Vuelva lentamente a la posición original.

Variación Flexión hacia Atrás

1. Este ejercicio inicia cuando se ha llegado a la postura 6 del ejercicio anterior. Extienda los brazos en paralelo a lo largo de la cabeza.
2. Tire la cadera hacia atrás, con la vista hacia arriba. Sostenga la postura de tres a ocho respiraciones.

ADHO MUKHA SVANASANA O POSTURA HACIA ABAJO

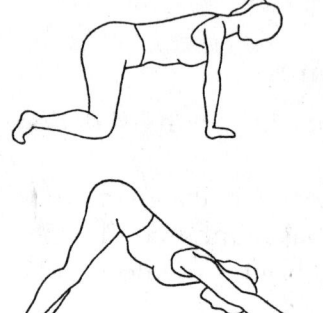

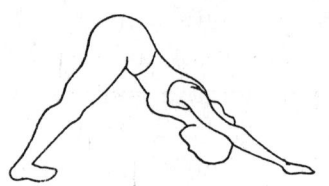

PRECAUCIÓN

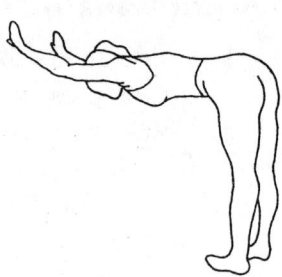

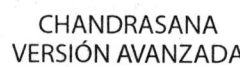

CHANDRASANA O POSTURA DE LA MEDIA LUNA

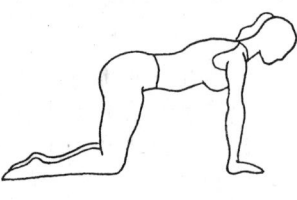

CHANDRASANA VERSIÓN AVANZADA

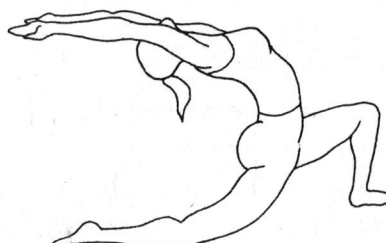

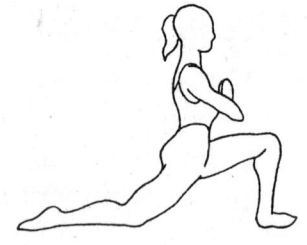

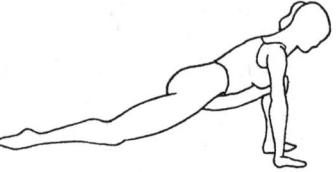

Bhujangasana o La Cobra

1. Acostado boca abajo, tocando el suelo, con las piernas y los talones juntos.
2. Inhale apretando los glúteos, pero si ya lleva más de ocho meses practicando el Yoga, entonces contraiga la base de la pelvis.
3. Levante el pecho y la cabeza del suelo, iniciando el movimiento con la fuerza de la espalda y utilizando las manos para presionar el suelo a modo de apoyo.
4. Mantenga los codos sobre el suelo, si tiene una columna flexible puede alcanzar la posición utilizando sólo la fuerza de la espalda.
5. Mantenga la postura, realizando de tres a doce respiraciones.

Matsyasana o El Pez

1. Acuéstese boca arriba, estire las piernas y coloque los brazos a los costados del cuerpo con las palmas de las manos apoyadas en el suelo.
2. Al inhalar, arquee la espalda y empuje el pecho hacia arriba, intentando levantar el torso del suelo. Utilice los brazos como apoyo, presionando los codos sobre el suelo.
3. Mantenga el cuello y la cabeza apoyados en el suelo. Mantenga esta posición durante dos o tres respiraciones.
4. Al inhalar, empuje el pecho hacia arriba aún más, presionando los codos contra el suelo.
5. Levante la cabeza del suelo inclinando el cuello y la barbilla hacia atrás, oriente la mirada hacia la misma dirección (atrás).

BHUJANGASANA O LA COBRA
VERSIÓN DINÁMICA O ESTÁTICA

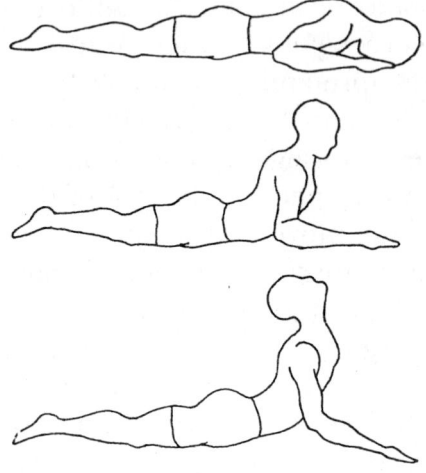

MATSYASANA O POSTURA DEL PEZ

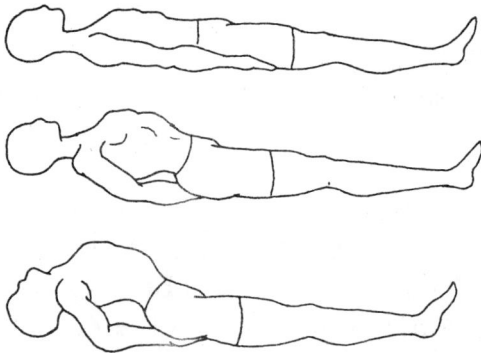

EJERCICIO PRELIMINAR

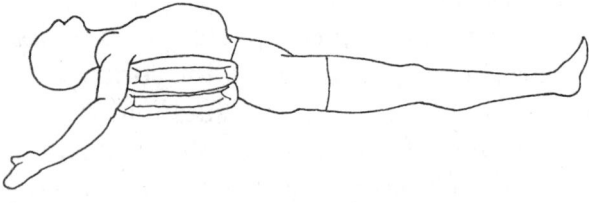

6. Mantenga esta posición, mientras realiza de seis a ocho respiraciones, vuelva lentamente a la posición original.

Variación

1. Acuéstese en el suelo, colocando un cojín debajo de usted a la altura del pecho. En esta posición realice de seis a ocho respiraciones.

Si se le dificulta la realización de El Pez, puede comenzar con este ejercicio, que le facilitará alcanzar la postura requerida.

Setu Bandha Sarvangasana o Pequeño Puente

1. Acuéstese boca arriba, con las piernas dobladas y las plantas de los pies perfectamente apoyadas en el suelo ligeramente separadas. Repose los brazos a los lados, con las palmas hacia abajo.
2. Inhale empujando los pies hacia abajo, presione el ombligo hacia el suelo, a medida que empieza a levantar la cadera, permitiendo que las secciones media y superior también lo hagan. Hasta que el peso del cuerpo recaiga entre los pies y los hombros, con el pecho elevado hacia la barbilla.
3. Coloque las manos en la zona lumbar a modo de soporte, manteniendo los hombros sobre el suelo. Inhale y vuelva a la posición original.

Puede alternar, llegando al paso dos y volver a la posición original, después realizar hasta el paso tres y volver a la posición original, y así sucesivamente.

Giros dinámicos

1. De pie con las piernas abiertas a la altura de la cadera, con las rodillas ligeramente dobladas.
2. Inhale levantando los brazos a los lados a la altura de los hombros.
3. Exhale girando suavemente el torso y la cabeza hacia un lado, y los brazos envolviendo la cintura o la cadera.
4. Repita girando al contrario. Repita por lo menos seis veces más.

Giros preparatorios estáticos

1. Coloque una silla con respaldo de lado, siéntese en ella. Ponga los pies sobre el suelo.
2. Inhale girando lentamente el torso hacia la derecha, sosteniendo el respaldo con ambas manos.
3. Vuelva la cabeza y mirada hacia el hombro derecho, mantenga la postura y respire de seis a siete veces.
4. Regrese a la posición original. Coloque la silla del otro lado y repita el ejercicio pero ahora hacia el lado contrario.

SETU BANDHA SARVANGASANA
O PEQUEÑO PUENTE
DINÁMICA O ESTÁTICA

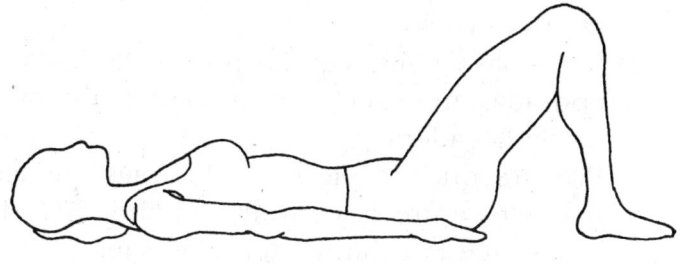

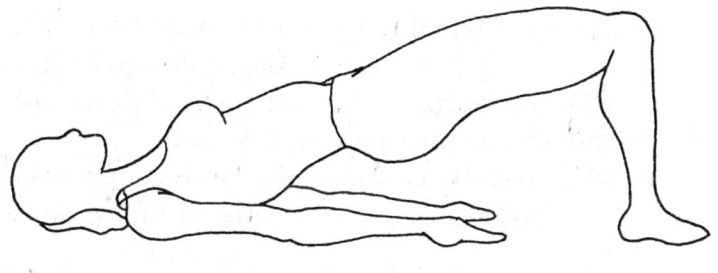

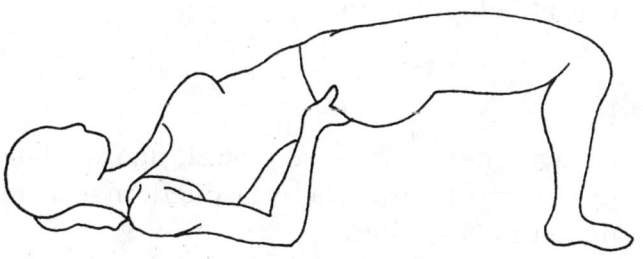

Jathara Parivartanasana o Torsión Vertebral

1. Acuéstese boca arriba, eleve los brazos hasta formar una cruz, con las palmas bien puestas en el suelo.
2. Doble las rodillas con las plantas de los pies apoyadas en el suelo, lo más cerca que pueda de la cadera.
3. Procure que las piernas y los pies queden paralelos entre sí, contraiga el abdomen de modo que la columna toque el suelo.
4. Mantenga la cabeza y el cuello en línea, estire la nuca, una vez que adopte esta posición inhale.
5. Mientras exhala, baje lentamente las rodillas hacia el lado derecho, manteniendo los pies y los hombros en el suelo. Las caderas continúan en línea con los hombros.
6. El giro debe centrarse en la columna como eje central, sin permitir que se mueva la cadera.
7. Mantenga esta postura, mientras realiza de dos a ocho respiraciones. Vuelva lentamente a la posición inicial, y repita la operación con el lado opuesto.

Variante

1. La siguiente posición se realiza, una vez que ya dominó la primera, o la puede hacer de manera consecutiva.
2. Colóquese en la posición inicial, con las manos formando una cruz. En esta ocasión rea-

GIROS DINÁMICOS

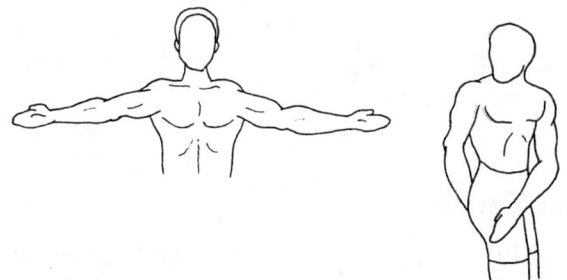

JATHARA PARIVARTANASANA O TORSIÓN VERTEBRAL

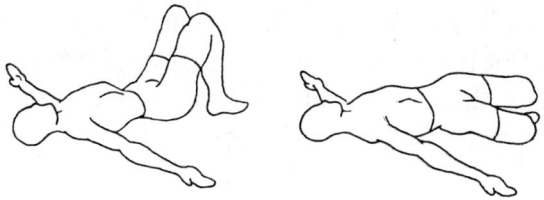

DINÁMICO O ESTÁTICO

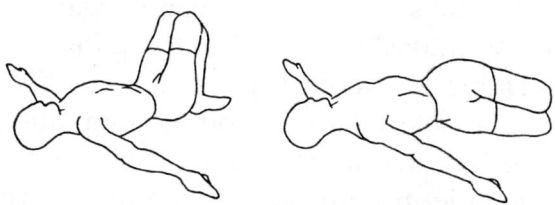

AVANZADAS

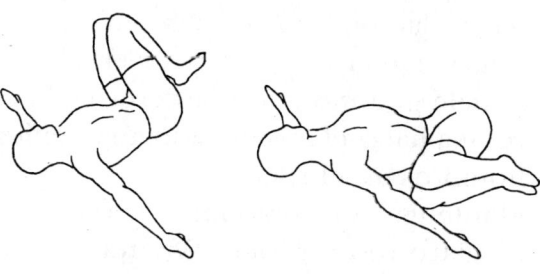

lizará el giro con las piernas y los pies juntos.

3. Mantenga la posición y realice de dos a ocho
respiraciones de cada lado.

Variación dos

1. Mantenga juntos las piernas y pies, elevando
las rodillas sobre el abdomen, los brazos continúan en forma de cruz.
2. Gire bajando las piernas hacia el lado derecho, manteniendo piernas y pies juntos.
3. Vuelva lentamente al centro, levantando las
rodillas sobre el abdomen, realice la misma
operación del lado opuesto.

Giro estático

1. Acuéstese boca arriba, con las piernas juntas
y estiradas, los brazos extendidos en cruz.
2. Doble la rodilla izquierda acercando el pie
a la cadera, con la rodilla apuntando hacia
arriba, mantenga el pie izquierdo en el suelo, mientras que la pierna izquierda continúa
estirada.
3. Coloque la mano derecha en la parte externa de la rodilla izquierda, mientras que el
brazo izquierdo permanece en el suelo.
4. Exhale girando hacia la derecha, bajando la
rodilla hacia el mismo lado, manteniendo los
hombros en el suelo.
5. Mantenga esta posición realizando de tres
a cuatro respiraciones. Vuelva lentamente a

la posición original. Repita con el lado contrario.

Beneficios de las posturas sentadas

Estos ejercicios básicamente tienen un beneficio directo en la flexibilidad, ya que con ellos se extiende la columna vertebral; además de promover la salud, mejorar la postura, activar el sistema nervioso, masajear los músculos abdominales ayudando a tonificarlos y mejorar la digestión.

En caso de que usted sea principiante, comience con flexiones sentadas hacia delante, ya que éstas constituyen una buena preparación antes de pasar a las flexiones hacia delante de pie, las cuales son recomendables antes y después de las flexiones hacia atrás, las laterales y las torsiones.

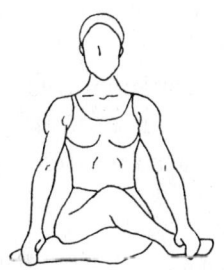

Posturas de pie

Postura de Inicio

1. Parado con las piernas juntas, extienda las manos sin que las palmas toquen el tronco.
2. Realice de dos a tres respiraciones. Ahora inicie los siguientes ejercicios.

Ejercicio de Estiramiento

1. De pie, con las piernas abiertas, lo más que pueda. Deje caer los brazos hacia el suelo.
2. Coloque las palmas de las manos en el suelo, sin doblar las rodillas (al inicio de este ejercicio puede doblarlas, pero elimine la flexión conforme avanza su flexibilidad).
3. Doble las manos y déjelas colgar por encima de su cabeza.
4. Realice dos respiraciones manteniendo esta posición y vuelva lentamente a la de inicio. Realice de cuatro a cinco repeticiones.

Balanceo de Brazos y Piernas

1. De pie, balancee los brazos de adelante hacia atrás, simulando caminar, coordine el movimiento con la respiración.

2. Coloque las manos en la cadera, ponga todo su peso en un solo pie y balance la pierna derecha hacia atrás y adelante.
3. Devuelva la pierna derecha, y ahora utilícela como apoyo para realizar el mismo ejercicio con la izquierda.
4. Cuando domine perfectamente este ejercicio manteniendo el equilibrio requerido. Combine ambos ejercicios, de modo que un brazo y una pierna se balanceen atrás y delante de manera simultánea, pero en direcciones opuestas.

Utkatasana Potente

1. De pie con los brazos extendidos, pero sin tocar el tronco. Levante los brazos hacia arriba.
2. Inhale doblando las rodillas lo más que pueda, con los talones contra el suelo. Las piernas y rodillas permanecen juntas, mientras que el resto del cuerpo se mantiene en línea.
3. Deje que el torso doble hacia delante de manera natural. Mantenga esta postura.
4. Tire lentamente hacia arriba para regresar a la posición inicial, exhale mientras baja los brazos lentamente.
5. Repita el ejercicio de ocho a diez veces, lo puede hacer de manera dinámica o estática, la cual varía con los tiempos que le da a cada postura.
6. Una variación de este ejercicio es que, cuando se encuentre con las rodillas flexionadas, coloque los brazos hacia el frente a la altura de los hombros.

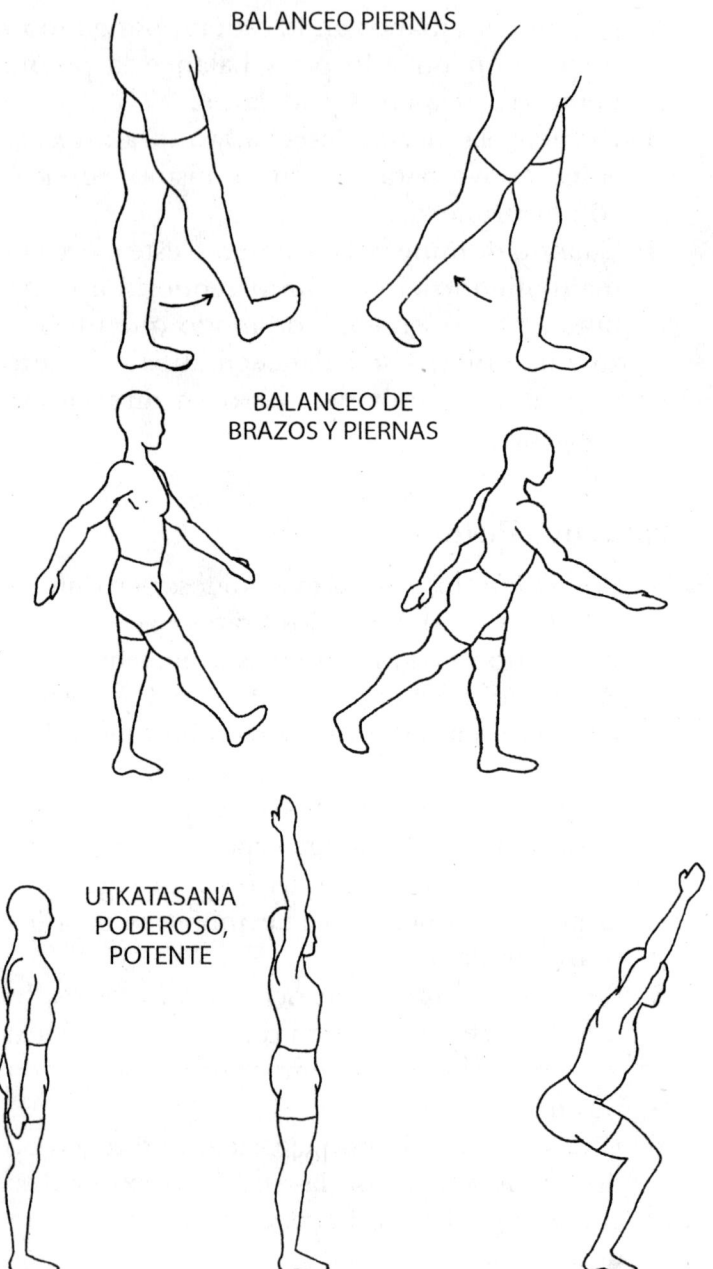

BALANCEO PIERNAS

BALANCEO DE
BRAZOS Y PIERNAS

UTKATASANA
PODEROSO,
POTENTE

7. Al regresar a la posición de inicio, levante los brazos, exhale y baje lentamente.

Uttanasana o Estiramiento hacia Delante

1. De pie, con las piernas juntas, y los brazos levantados hacia arriba. Exhale doblando el cuerpo desde la cadera.
2. Estire los brazos y el torso hacia delante hasta formar un ángulo de 90 grados con las piernas, los brazos deben quedar alineados a las orejas.
3. Mantenga esta postura de tres a cuatro respiraciones.
4. Con una exhalación estire hacia abajo, sin quitar los brazos de al lado de los oídos.
5. Abrace sus piernas con los brazos, flexionando los codos.
6. Mantenga de tres a cuatro respiraciones la postura.
7. Vuelva lentamente a formar el ángulo con las piernas, para regresar a la inicial. Repita de cinco a siete veces el ejercicio.

Parsva Uttanasana o Extensión Lateral

1. De pie, separe las piernas, manteniendo los pies paralelos, estire los brazos a modo que caigan a los lados del tronco.
2. Gire el pie derecho hasta formar un ángulo de 90 grados, mientras que el izquierdo va

UTTANASANA
ESTIRAMIENTO HACIA DELANTE

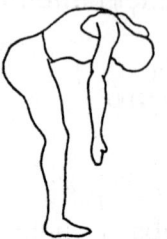 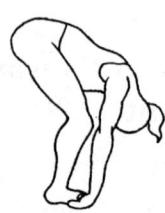

UTTANASANA
ESTIRAMIENTO HACIA DELANTE

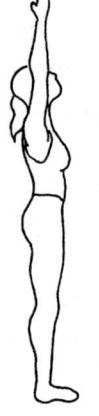 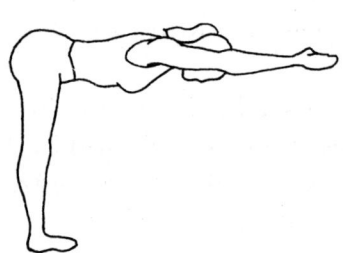 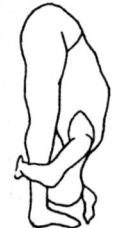

PARSVA UTTANASANA
O EXTENSIÓN LATERAL

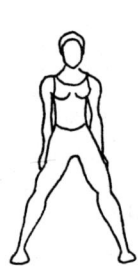 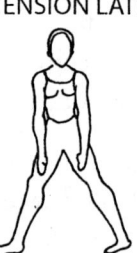 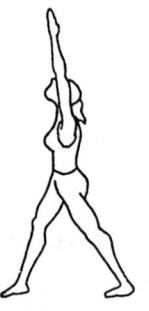

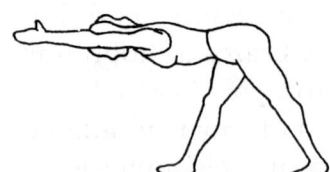 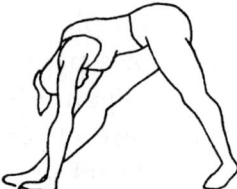

a la misma dirección que el otro, pero a un ángulo de 45 grados aproximadamente.
3. Gire, para mirar hacia la derecha sin mover la posición adquirida de los pies, los hombros y la cadera deben mirar hacia ese lado también.
4. Inhale estirando los brazos hacia arriba, con esta postura realice de dos a cuatro respiraciones.
5. Al exhalar doble el cuerpo hacia delante, formando un ángulo de 90 grados. En esta posición realice de dos a tres respiraciones.
6. Ejecute la flexión completa hacia delante, colocando las manos sobre la pierna derecha o a lo largo de ella. En esta posición realice de cinco a doce respiraciones.
7. Invierta el camino, inhalando, realizando pausas de respiración en cada postura, hasta llegar a la inicial.
8. Realice el mismo ejercicio ahora del lado izquierdo. Realice tres veces más de cada lado.

Variación

1. Cuando llegue al paso seis del ejercicio anterior, doble los brazos por detrás de la espalda y tome los codos o los antebrazos.
2. Coloque las manos en posición de oración, con los brazos estirados, junte las manos tras la espalda.
3. Estire los brazos a medida que dobla el cuerpo hacia delante.
4. Vuelva lentamente a la posición inicial, siguiendo las indicaciones del ejercicio anterior.

Virabhadrasana uno
o El Héroe o El Guerrero

1. De pie, separe las piernas lo más que pueda, sin perder la estabilidad.
2. Mantenga los talones alineados entre sí. Inhale mientras estira los brazos hacia delante y luego arriba.
3. Mantenga los hombros abajo y el pecho en expansión, respire de manera natural.
4. Gire la pierna derecha formando un ángulo de 90 grados, el pie debe mirar hacia la misma dirección.
5. La pierna izquierda y el pie, giran hacia el mismo lado formando un ángulo de 45 grados aproximadamente. Mantenga las piernas bien rectas, con los talones firmes en el suelo.
6. Inhale girando todo el cuerpo hacia la derecha, hasta que esté completamente de frente y mirando hacia ese lado, no permita que los pies se muevan.
7. Mantenga esta posición realizando de dos a tres respiraciones.
8. Exhale llevando el muslo a una posición paralela con el suelo, la rodilla debe quedar justo arriba del talón.
9. La rodilla derecha debe apuntar hacia delante, mantenga la postura mientras realiza de ocho a diez respiraciones.
10. Vuelva a la posición inicial y realice el ejercicio ahora del lado opuesto.

VIRABHADRASANA
POSTURA DE EL HÉROE O EL GUERRERO

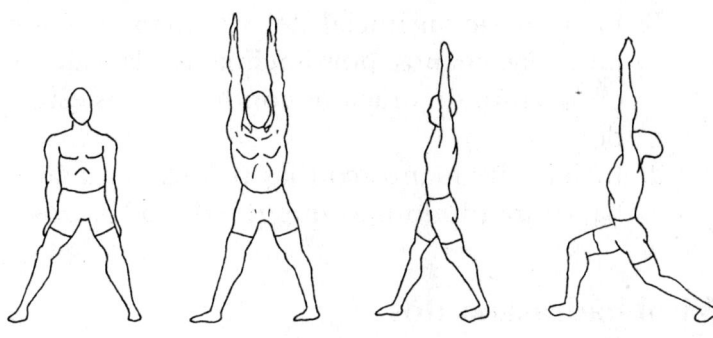

OPCIONES

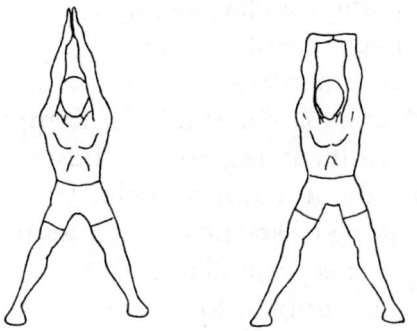

VIRABHADRASANA

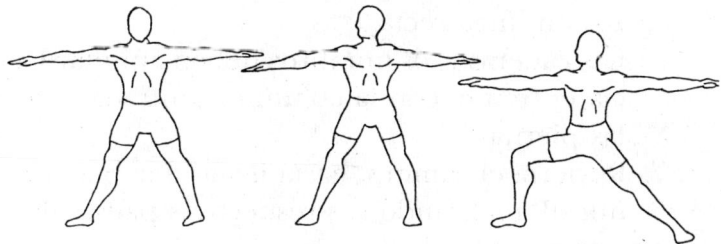

Variación

1. En la posición inicial del ejercicio anterior, junte las manos por encima de la cabeza, en postura de oración, con los brazos estirados.
2. Invierta las manos con las palmas hacia arriba, estirando lo más que pueda los brazos.

Virabhadrasana dos

1. De pie con la vista hacia el frente, con las piernas separadas, las manos levantadas hacia los lados a la altura de los hombros, con las palmas hacia abajo y los dedos apuntando hacia fuera.
2. Inhale mientras estira la columna y la cabeza hacia arriba, al mismo tiempo que gira la cabeza hacia la derecha, hasta mirar por encima de la mano derecha.
3. Mantenga esta postura, mientras realiza de dos a tres respiraciones.
4. Exhale doblando la rodilla derecha, de modo que se sitúe sobre el talón derecho, formando un ángulo recto.
5. Procure que los pies estén muy bien apoyados en el suelo, manteniendo hombros y brazos en línea recta.
6. Las caderas y los hombros deben apuntar hacia el frente, con la columna centrada entre las piernas.
7. Revierta el camino, hasta llegar a la posición inicial, realizando sus respectivas pausas. Repita con el lado opuesto.

Utthita Trikonasana o Triángulo Extendido

1. De pie, separe las piernas. Gire el pie derecho hacia un ángulo de 90 grados y el izquierdo hasta uno de 45 grados.
2. Mantenga los talones firmes en el suelo, mantenga ambas piernas lo suficientemente rectas durante todo el ejercicio.
3. Las caderas y los hombros deben mirar hacia el frente.
4. Inhale levantando los brazos hacia los lados, hasta la altura de los hombros, con las palmas hacia abajo y los dedos extendidos.
5. Mantenga los hombros presionados hacia abajo constantemente.
6. Exhale estirando el cuerpo en sentido horizontal hacia la derecha con los brazos paralelos al suelo.
7. Inclínese lateralmente a la altura de la cadera, estire la mano derecha frente a esta pierna, mientras que la mano izquierda se estira verticalmente hacia arriba.
8. Coloque la mano ya sea en el tobillo o bien, en los pies. Mantenga esta posición mientras realiza de dos a tres respiraciones.
9. La mirada debe fijarla hacia la mano levantada.

Utthita Parsvakonasana o Triángulo Extendido Lateral

1. De pie, doble la rodilla derecha, con los dos talones firmes en el suelo.

2. Procure que las piernas no estén muy abiertas, mientras mantiene la cadera hacia delante. En el mismo lado de la rodilla que tiene doblada.

3. Inclínese hacia ese lado, colocando la palma de la mano derecha en el suelo.

4. Levante el brazo izquierdo verticalmente, a modo que el pecho y los hombros se sitúen de cara al frente.

5. Presione la parte de atrás del brazo derecho sobre el muslo de ese mismo lado, para alcanzar la postura.

6. La pierna doblada debe alcanzar una altura de 90 grados con el suelo. Mantenga esta posición.

7. Si desea intensificar el estiramiento, extendiendo el brazo izquierdo sobre la cabeza, con la palma hacia abajo. Intente crear una línea recta desde el pie izquierdo a la mano derecha y los dedos.

8. Vuelva a la posición inicial, con sus respectivas pausas. Repita dos veces más el mismo ejercicio, luego realice tres veces más con el lado opuesto.

Beneficio de las posturas de pie

Las posturas de pie aumentan la sensación de afincamiento a través de la pelvis, las piernas y los pies, al mismo tiempo que se experimenta una sensación de crecimiento continuo a través de la columna y la cabeza.

A nivel psicológico, puede reflejar la manera en que enfrentaremos la vida. El objetivo de estas pos-

UTTHITA TRIKONASANA O TRIÁNGULO EXTENDIDO

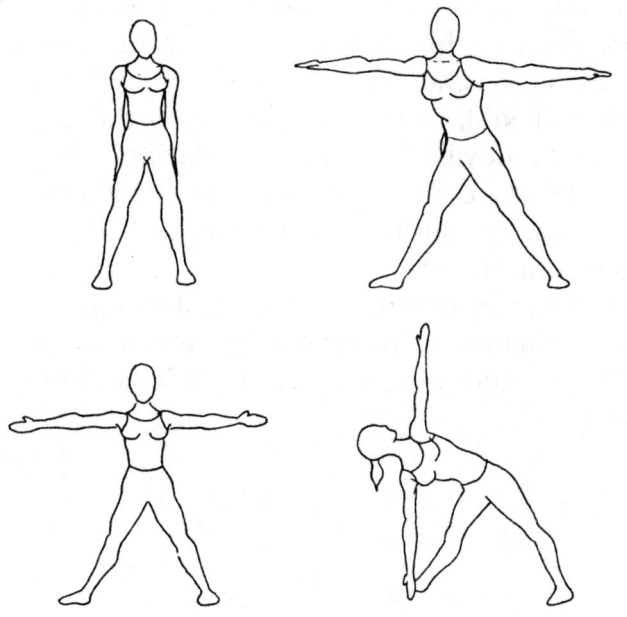

UTTHITA PARSVAKONASANA O EXTENSIÓN LATERAL

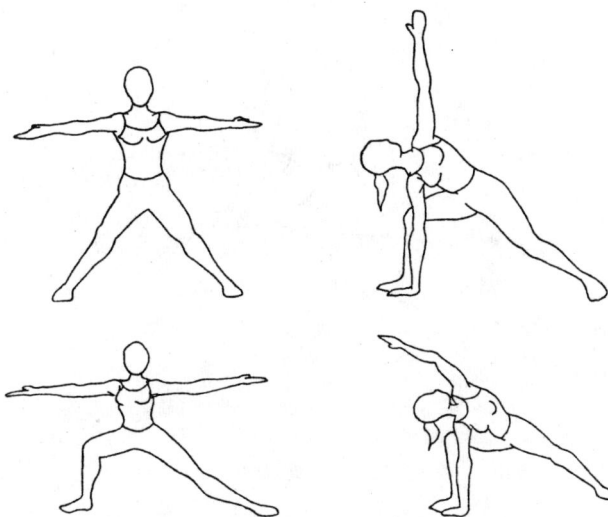

turas es cultivar el equilibrio allí donde el cuerpo es flexible, pero al mismo tiempo fuerte y estable.

Estas posturas fortalecen y tonifican los múscu-los de las piernas, abdomen, espalda y cuello. Au-mentan la flexibilidad en las piernas, fortalecen y aumentan la movilidad de las articulaciones en to-billos, rodillas y caderas; aumenta la movilidad de los hombros, ayudando a crear sensación de esta-bilidad y comodidad.

Además promueven una mejor alineación del cuerpo, e incluso el desarrollo muscular en am-bos lados del cuerpo, aumentando la sensación de equilibrio.

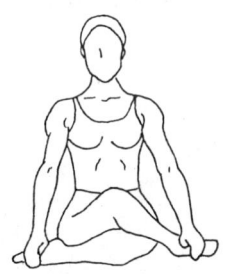

Posturas de equilibrio

Utthita Hasta Padangusthasana o Equilibrio con la Pierna Estirada

1. De pie, coloque las manos sobre la cadera. Transfiera el peso del cuerpo a la pierna izquierda.
2. Al inhalar, levante la pierna izquierda frente a usted, estirada, las caderas deben estar a la misma altura de la pierna.
3. Doble la pierna derecha de modo que pueda aguantar el dedo gordo del pie o la parte externa del pie derecho, estire la pierna derecha, manteniendo la pierna izquierda recta.
4. Repita con el lado opuesto, mantenga el equilibrio el mismo tiempo en ambos lados, de preferencia realice de tres a cinco respiraciones.

Natarajasana o Dios de la Danza

1. De pie, con las piernas juntas. Deje el peso del cuerpo a la pierna izquierda y doble la derecha, sosteniendo la parte superior del pie con la mano derecha.
2. Mantenga las rodillas juntas.
3. Estire el brazo izquierdo hacia delante, a la altura de los hombros. Equilibre la postura.

4. Levante la pierna derecha hacia atrás, lo más alto que pueda, estirando al mismo tiempo el lado derecho.
5. Asegúrese de que el muslo derecho esté orientado hacia abajo.
6. Mantenga esta postura de tres a ocho respiraciones.
7. Repita con el lado opuesto.

Vrksasana o El Árbol

1. De pie, doble la rodilla derecha colocando el talón derecho lo más alto que pueda contra la parte interna de la pierna izquierda.
2. Coloque el pie en la ingle. Puede utilizar las manos para ayudar a colocar el pie.
3. Mantenga la rodilla derecha apuntando hacia fuera, mientras que las caderas miran hacia delante.
4. Coloque las manos en posición de oración frente al esternón.
5. Presione el pie derecho contra el muslo, ya que esto resulta muy útil para mantener el equilibrio.

Ejercicio preparatorio

1. Apóyese sobre los pies y las manos.
2. Aleje una rodilla de la cadera.
3. Luego la otra, apoyándolas contra el suelo.
4. Mantenga una línea recta desde las rodillas a la cabeza.
5. Realice en esta posición de seis a ocho respiraciones.

VRKSASANA O EL ÁRBOL

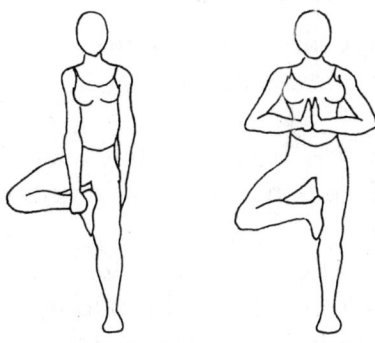

EJERCICIO PREPARATORIO

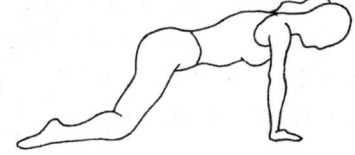

CHATURANGASANA O LA PLANCHA

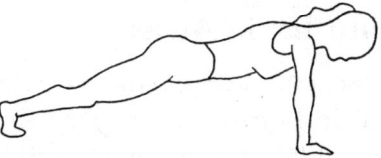

PARVOTTANASANA O LA TABLA INCLINADA

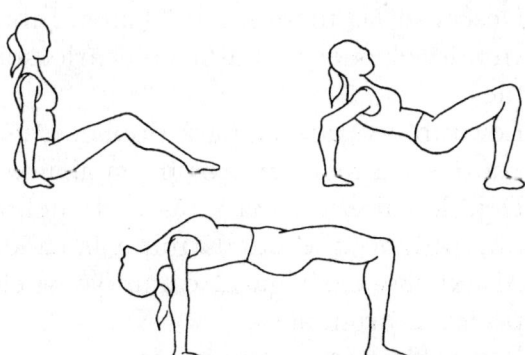

Chaturangasana o La Plancha

1. Apóyese de pies y manos, con estas últimas debajo de los hombros y las rodillas de la cadera.
2. Doble los hombros hacia adentro y estire las piernas hacia atrás, levantando los hombros.
3. Mueva el cuerpo hasta formar una línea recta desde la cabeza a los talones, evitando hundir la columna o mover las caderas fuera de línea.
4. Respire hacia el abdomen, para evitar que se acumule un exceso de presión en el área.
5. Vuelva a la posición inicial, repita las veces que su cuerpo se lo permita.

Purvottanasana o Tabla Inclinada, Estiramiento hacia Atrás

1. Siéntese con las piernas separadas a la distancia de la cadera, en paralelo. Con las rodillas dobladas y las plantas del pie sobre el suelo.
2. Descanse las manos a los lados. Inhale moviendo el cuerpo hasta colocarlo sobre los pies.
3. Levante las caderas para doblarse, estire los codos, con los hombros hacia abajo.
4. Deje la cabeza hacia atrás o el cuello estirado, a modo que pueda mirar la cadera.
5. Al exhalar deshaga el camino y vuelva a la posición original.
6. Repita de tres a ocho veces.

Beneficios de las posturas de equilibrio

Debemos entender que el equilibrio se refiere a la estabilidad en el proceso de construir y sostener las posiciones de Yoga. También implica encontrar el eje central para alcanzar el equilibrio al apoyarse sobre una o las dos piernas.

De esta manera, las posturas de equilibrio entrenan y aumentan la confianza en el sentido natural de equilibrio del cuerpo, al mismo tiempo que desarrollan su fuerza. Las posturas de equilibrio actúan para incrementar la fuerza de voluntad y la concentración.

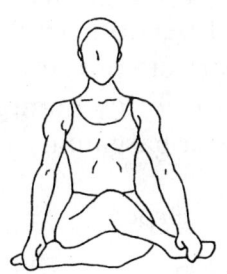

Posturas invertidas

Ejercicio de preparación

1. Acostado, boca arriba, coloque los glúteos cerca de una pared.
2. Deje que las plantas de los pies reposen en la pared, con las rodillas dobladas.
3. Las piernas deben mantenerse paralelas y juntas, o a la misma distancia que la cadera.
4. Repose los brazos a los lados, extendidos a lo largo del suelo, con las palmas hacia abajo.
5. Camine con los pies sobre la pared, a medida que empuja la cadera hacia delante, levantando el pecho hacia la barbilla.
6. Puede variar esta postura, colocando una sábana debajo de los hombros, esto reducirá la curva de la garganta y la presión sobre el cuello.

Sarvangasana o Postura sobre los Hombros

1. Acuéstese boca arriba, doble las rodillas, colocando las plantas de los pies sobre el suelo, con las piernas juntas.
2. Ponga las manos en la cintura, con los pulgares orientados hacia delante sobre la cin-

PREPARACIÓN PARA SARVANGASANA

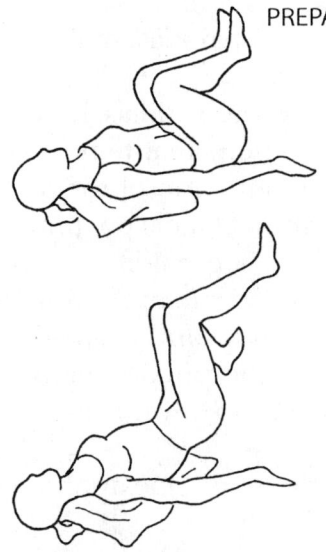

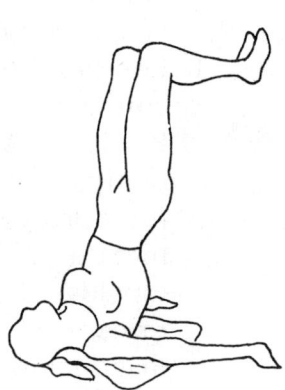

SARVANGASANA O POSTURA SOBRE LOS HOMBROS

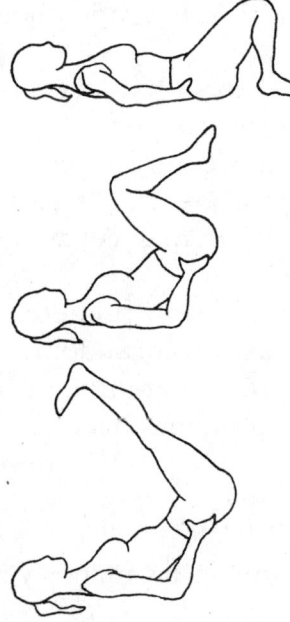

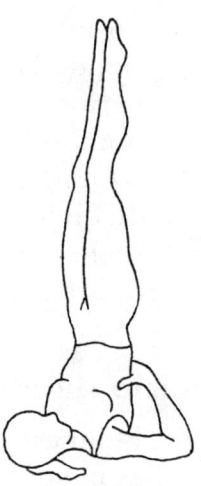

tura, y las palmas y dedos bajo la espalda a modo de soporte.

3. Exhale mientras balancea las rodillas, levantándolas sobre el abdomen, manteniendo las piernas dobladas, levantando el torso.

4. Los hombros sostendrán el cuerpo junto con la parte superior de la espalda.

5. Presione los codos contra el suelo, al mismo tiempo que las manos soportan la espalda.

6. Junte los codos lo más que pueda, manteniendo las manos al mismo nivel sobre la espalda.

7. Enderece las piernas de modo que apunten diagonalmente hacia arriba.

8. Sostenga esta posición, relajando las caderas sobre el soporte de las manos.

9. Puede estirar esta posición, empujando las caderas más hacia arriba, llevando el pecho hacia la barbilla.

10. Dirija las piernas y el torso hacia la vertical.

11. Junte los codos lo más que pueda, apretando los omoplatos uno contra el otro, moviendo las manos para soportar la parte superior de la espalda lo más cerca de los hombros.

12. Sostenga esta posición. Si lo prefiere, puede enderezar los brazos colocándolos en el suelo, paralelos entre sí y apuntando lejos de su cabeza, con las palmas hacia abajo.

Ejercicio de preparación dos

1. Colóquese en el suelo con las manos y rodillas bien apoyadas.

2. Forme una línea recta desde la cabeza hasta el coxis.
3. Tírese hacia el frente colocando los antebrazos en el suelo, como apoyo.
4. Eleve la cadera hacia arriba, mantenga esta posición unos segundos.
5. Vuelva a la posición de inicio y repita de dos a tres veces más.

Halasana o El Arado

1. Acuéstese boca arriba, con los pies sobre el suelo y las manos soportando la cintura.
2. Exhale mientras balancea las rodillas y muslos sobre el abdomen, elevando las caderas y el torso.
3. Mantenga la posición con las manos sobre la zona lumbar.
4. Estire las piernas de modo que queden paralelas al suelo.
5. Presione los codos contra el suelo, para ayudarse a mover las caderas por encima de los hombros y llevar el pecho hacia la barbilla.
6. Relaje los pies. Mantenga esta posición.
7. Si se siente cómodo, baje los pies hasta el suelo, manteniendo las piernas rectas.
8. Si le es posible, extienda los brazos, con las palmas hacia abajo.
9. Apriete los omoplatos entre sí para ayudarse.

Sasamgasana o La Liebre

1. En el suelo, con las rodillas y los brazos descansando en él, empuje con suavidad desde la parte inferior de la columna.
2. Elévese sobre las rodillas al mismo tiempo que se posa sobre la coronilla.
3. Utilice manos y brazos como soporte.
4. Extienda los brazos hacia arriba, juntando las manos por detrás de la espalda.
5. Contraiga los músculos abdominales, enrollando la columna vertebral, para ayudarse a sostener la postura.

Salamba Sirsasana o Postura sobre la Cabeza

1. Apóyese frente a la pared, sobre manos y pies.
2. Mantenga las rodillas y las piernas juntas. Coloque los antebrazos sobre el suelo, de manera similar al ejercicio anterior, con los dedos entrecruzados.
3. La distancia entre los brazos puede ser más pequeña que la de los hombros, para obtener mayor estabilidad.
4. Coloque la coronilla sobre una sábana, contra sus manos enlazadas.
5. Doble los dedos de los pies hacia adentro, estirando las piernas.
6. Camine con los pies hacia la cabeza, hasta que el torso y la cadera se estiren verticalmente hacia arriba, con el coxis o la cadera sobre la pared.

EJERCICIOS PREPARATORIOS

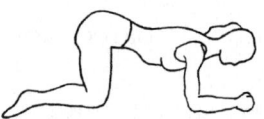 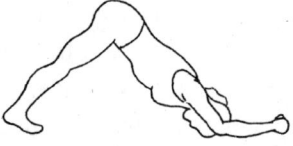

HALASANA O EL ARADO

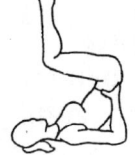 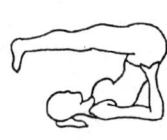 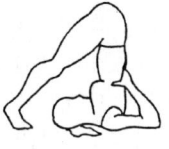 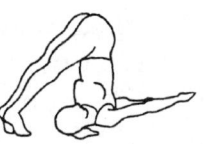

SASAMGASANA O LA LIEBRE

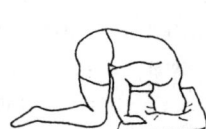 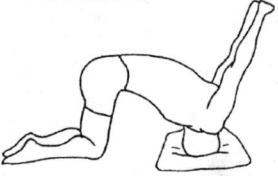

SALAMBA SIRSASANA
O POSTURA SOBRE LA CABEZA

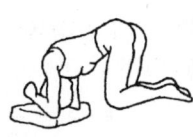

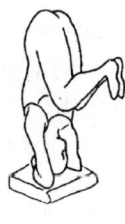 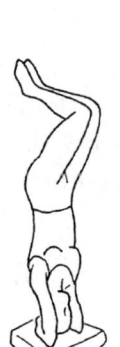 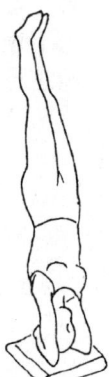

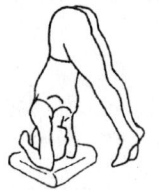

7. Levante los pies y doble las rodillas por encima del abdomen, lleve las palmas de los pies hasta que reposen sobre la pared, con las rodillas flexionadas.

8. Estire las piernas hacia arriba, utilizando la pared como apoyo, y empuje la cadera hacia delante, para que los muslos se alineen con el torso en la vertical.

9. Levántese por encima de los hombros.

10. Cuando se sienta listo, baje de manera controlada, deshaciendo el camino andado, hasta llegar a la posición de inicio.

Beneficios de las posturas invertidas

Las posturas invertidas son una parte indispensable en la práctica del Yoga. Ejercen un efecto revitalizante sobre el cuerpo y la mente, influyen asimismo sobre el centro de energía sutil del cuerpo.

Las posturas invertidas aumentan la circulación de la sangre, ayudando a nutrir los tejidos corporales. También son beneficiosas para el sistema endocrino, que a su vez influye sobre el funcionamiento del sistema inmunológico.

Al invertir el cuerpo, se ofrece un descanso al corazón y se incrementa el flujo de la sangre al cerebro. Esto puede tener un efecto rejuvenecedor sobre las células del cerebro, mejorando facultades mentales como la memoria y las destrezas motrices.

Diseños de las sesiones yóguicas

Lo primero que debemos hacer antes de diseñar una sesión de Yoga, es aprender a ver cómo se encuentra nuestro cuerpo. Es decir, si ya llevamos algunos meses practicando ejercicios básicos de Yoga, es natural que algunas partes de nuestro cuerpo se sientan cansadas, no tanto por las posturas, sino por el ritmo de vida que llevamos. De acuerdo con este diagnóstico es que armaremos la mejor sesión para nosotros, respetando algunas reglas, que son:

- Las flexiones sentadas hacia delante se llevan muy bien con las flexiones de pie hacia delante.
- Las flexiones hacia atrás constituyen una buena preparación para los equilibrios
- Los equilibrios se llevan muy bien con las flexiones hacia atrás.
- Mientras que las prácticas de respiración y meditación son ideales en cualquier momento y como complemento o suplemento de cualquier sesión yóguica.

Para comprender mejor esto, será necesario explicar cómo podemos ir relacionando unas con otras:

- Las posturas simplificadas nos pueden servir de calentamiento, a modo de preparación, sobre todo para las partes relevantes del cuerpo.
- Las flexiones se pueden utilizar antes de pasar a otro tipo de ejercicios más complicados como pueden ser los de pie o equilibrio.
- Después de realizar las contraposturas (flexiones hacia atrás), se debe seguir con una posición de reposo.

Ejemplo de una sesión yóguica de media hora

- Inicie con una postura de descanso.
- Continúe con una neutral que puede ser "elevación de pierna".
- Realice una flexión de espalda.
- Siga con una neutral.
- Es tiempo de otra flexión de espalda que puede ser Adho Mukha Svanasana.
- Una flexión hacia delante.
- Otra flexión hacia delante.
- Una flexión hacia delante de equilibrio.
- Una neutral puede ser el "Savasana".
- Una flexión de espalda.
- Por último una flexión hacia delante.
- Para concluir con una meditación (la cual nunca debe faltar).

Ejemplo de sesión de 35 a 45 minutos

Hemos simplificado el ejemplo, mencionando el ejercicio específico que utilizaremos:

- Diez rondas de respiración en Vajrasana.
- Gomukhasana (solo brazos).
- Janu Sirsana.
- Baddha Konasana.
- Pascimottanasana.
- Upavista konansana.
- Supta vajrasana (brazos extendidos).
- Bhujangasana.
- Uttanasana.
- Tadasana.
- Vrkasana.
- Savasana.

Ejemplo sesión yóguica de hora y media

- Apanasana.
- Jathara Parivartanasana.
- Apanasana.
- Pelota.
- Baddha Konasana.
- Pascimottanasana.
- Ardha Matsyendrasana.
- Supta Baddha Konasana.
- Upavista Konasana.
- Supta Vajrasana.
- Tadasana.
- Virabhadrasana.
- Utthita trikonasana.
- Parsva uttanasana.
- Supta vajrasana.
- Setu bandha sarvangasana.
- Alasana.
- Savasana.

Índice

Esta obra se terminò de imprimir en Enero de 2009, en Editores Impresores Fernàndez SA de CV. Retorno 7 de sur 20 num 23 col. Agrìcola Oriental Mèxico D.F. Se tiraron 1,000 ejemplares màs sobrantes para reposiciòn, contacto: eif2000@prodigy.net.mx